再発・悪化を防ぐ安心ガイドシリーズ

手術後・退院後のベストパートナー

胃がん・食道がん

病後のケアと食事

山田　和彦　監修
国立国際医療研究センター　消化器外科部門長、診療科長

法研

はじめに

　日本では世界の中でも稀に見るスピードで高齢化社会が進んでいます。また食生活が欧米化することで、糖尿病や肥満などの影響も出るようになってきました。胃がんはヘリコバクターピロリ菌の除菌や内視鏡治療の増加により、治癒しうるがんになりつつありますが、未だ頻度の高いがんですし、決して制圧されたわけではありません。食道がんは胃がん、乳がん、大腸がんに比較しての割合は高くはありませんが、男性でアルコール飲酒歴や喫煙歴、フラッシング（少量の飲酒で顔面紅潮）歴のあるようなリスクの高い方は定期的な検診をお奨めします。

　よく患者さんに言われることですが、隣の人と同じがんはありません。それぞれに腫瘍の進み方（ステージ）が別々であり、治療法も、全身状態や社会背景も異なります。ひとりひとりにオンリーワンの治療があると理解すべきと思います。インターネット上で見つけた標準的ではない治療にのめり込むことなく、主治医の先生と治療法、リスク、他の方法についてよく話してみましょう。もはや、先生にお任せの時代は終わりました。

　胃がん、食道がんの手術後や化学療法中のケアで大切なことは、いかに体重を維持するかだと思います。増やすことに気を向けるよりも、減らさない努力をしてみましょう。体力を測るのは難しく、体重の測定がご本人の状態を簡単に把握できる方法と思います。また主治医とよく相談したり、管理栄養士からの栄養指導を受けたり、患者会に参加して、何らかのヒントを得るのも良いでしょう。また手術前・手術後の積極的なリハビリテーションも重要であると指摘されるようになりました。リハビリテーションをすることで、エネルギー効率が良くなり、高齢者では廃用の予防や、術後せん妄の予防にもなります。

　本書は前半では、上部消化管のがんの術後のケアや食事レシピを中心

に記載されています。上部消化管のがんに対する食事の仕方は手術や化学療法などの治療に影響されます。手術後まもない退院後の1～2カ月、少し落ち着いてきた3～6カ月に分けてのお奨めするレシピをあげています。また化学療法を施行中にも食欲がかなり減少することが少なくなく、口内炎や食欲低下、味覚異常などに対する注意点やアドバイスがたくさん盛り込まれています。

　後半には胃がん、食道がんの治療の全てについて記載されており、これから治療をされる方には自身の治療の状況がわかりやすく書かれています。さらに最終章には経済的な支援のいろいろが書かれています。いざ病気になったときの、いろいろな公的支援からの傷病手当金、民間の医療保険などの詳細がわかりやすく記載されています。

　本書がひとりでも多くの方の役に立つことを心より祈念いたします。

　　　　　　　　　　　　　　国立国際医療研究センター　　山田和彦

●本書の特長

　病後のケアにおいては食事が大事です。手術後の食事の摂り方については退院後の期間別に、さらには化学療法中の方に向けて、体調不良の状態に合わせて、オススメのレシピを紹介してるのでお役立てください。

　また、病気と治療についての一般知識、病後の後遺症と化学療法の副作用については第2～4章で確認しておいてください。食事ばかりではなく自宅に戻ってからの体調管理は第5章を参考にしてください。お金の問題も気になりますね。最終章では支援が受けられる手続きのいろいろを、具体的に申請できるように紹介しています。

　本書を胃がん・食道がんの病後のケアにお役立てください。

胃がん・食道がん　病後のケアと食事

はじめに …………………………………………………… 2

第1章
手術後の食事のとり方とレシピ

手術後の食べ方の基本 ………………………………………… 10
術後の食事は1日5〜6食から ……………………………… 12
術後しばらくは気をつけたい食品 …………………………… 14
体重を維持するための食べ方の工夫 ………………………… 16

退院後1〜2カ月頃までのおすすめレシピ …………………… 18

●糖質がとれるメニュー
かぼちゃ入りミルクがゆ　19
つぶしごはんのお雑煮　20
フレンチトースト　21
厚焼き卵サンド　22
鶏肉とやわらか野菜のみそ煮込みうどん　23

●タンパク質がとれるメニュー
ごはん入りボリュームオムレツ　24
くずし豆腐となすのトロトロ煮　25
ゆで鶏のみそマヨソース　26
たらのみぞれ煮　27

●野菜が中心のメニュー
和風ポテトサラダ　28
にんじんのはちみつグラッセ　28
キャベツのホットサラダ　29
丸ごとトマトのスープ煮　29

●エネルギー補給に役立つ間食
コーンフレークがゆ　30
もも缶のハニーヨーグルトがけ　31
レバーペーストのひと口サンド　31

退院後3〜6カ月のおすすめレシピ ……………………………… 32

●糖質がとれるメニュー
さば缶と野菜の混ぜごはん　33
サーモンとアボカドのサンドイッチ　34
アスパラのカルボナーラ風パスタ　35

●タンパク質がとれるメニュー
肉豆腐　36
焼きコロッケ　37
さけのクリームシチュー　38
あじのから揚げ・甘酢づけ　39

●野菜が中心のメニュー
オクラのごまみそあえ　40
にんじんのたらこマヨネーズあえ　40
温野菜サラダ　41
かぼちゃと甘納豆のほっこり煮　41

●エネルギー補給に役立つ間食
アイスクリームサンド 42
チョコバナナ蒸しパン 43
ひと口ツナおにぎり 43
不足しがちな栄養素を補う❶
●カルシウムの補給に役立つメニュー
さけと青菜のポン酢炒め 44
厚揚げのチーズしらす焼き 45
豆苗と桜えびの煮びたし 46
ほうれんそうのピーナッツバターあえ 46
トマトのチーズドレッシング 47
高野豆腐とおかひじきの煮もの 47

不足しがちな栄養素を補う❷
●鉄の補給に役立つメニュー
レバーと野菜のケチャップマリネ 48
あさりと小松菜の酒蒸し 49
ブロッコリーとゆで卵のサラダ 50
がんもどきと春菊のしょうが煮 50
ひじきとパプリカの和風サラダ 51
ほうれんそうのコンビーフ炒め 51
エネルギー不足対策に！
●間食におすすめ 市販のおやつ
アイスクリーム・プリン・ビスケット・カステラ・あめ・キャラメル・ミルクチョコレート・あんぱん・蒸しまんじゅう・クリームチーズ・かりんとう・あられ 52

化学療法中のおすすめレシピ ………………… 54

化学療法中の体調不良❶
●口内炎
豆腐入りだし巻き卵 55
とろろ納豆 56
りんごのコンポート 57
化学療法中の体調不良❷
●吐き気・嘔吐
ゆずおろしやっこ 58
ハニーレモネード 59
化学療法中の体調不良❸
●味覚異常
塩味を不快に感じるときに
　めかじきと野菜のレモンマリネ 60
塩味を不快に感じるときに
　豆腐とうなぎの香り蒸し 61
甘味を不快に感じるときに
　具だくさんみそ汁 62
味を感じにくいときに
　ささみの梅じそ巻きソテー 63

化学療法中の体調不良❹
●口の中が渇く
口の中が渇くときに
　さけのみぞれ汁 64
口の中が渇くときに
　たらこと野菜のスープペンネ 65
化学療法中の体調不良❺
●飲み込みにくい・むせやすい
かぶととろろのお吸いもの 66
黒糖くず湯 67
化学療法中の体調不良❻
●下痢
カレイの煮つけ 68
かぼちゃのポタージュ 69
化学療法中の体調不良❼
●便秘
蒸し大豆の炊き込みごはん 70
焼きバナナ 71

毎日の暮らしの見直しに役立つ！　がんを防ぐための新12カ条 ………………… 72

第2章
胃がん・食道がんの基礎知識

胃がん・食道がんの基礎知識
胃がん・食道がんの最近の傾向 ……………………………………… 74
胃がん・食道がんが発生するしくみ ………………………………… 76

胃がんの知識
胃がんとはどんな病気か？ …………………………………………… 78
胃がんの発生と進行のしかた ………………………………………… 80
胃がんにはどんな種類があるか ……………………………………… 82

食道がんの知識
食道がんとはどんな病気か？ ………………………………………… 84
食道がんの発生と進行のしかた ……………………………………… 86
食道がんにはどんな種類があるか …………………………………… 88
食道がんの原因となるバレット食道とは …………………………… 90
Column 治療が難しいといわれる「スキルス胃がん」とは ……… 92

第3章
胃がん・食道がんの治療法

胃がんの治療法
胃がんの治療法の基準となる病期 …………………………………… 94
胃がんの治療の進め方 ………………………………………………… 96
早期のがんなら「内視鏡治療」が行われる ………………………… 98
体の負担が少ない「腹腔鏡手術」 …………………………………… 100
病期とがんの場所によって方法が選択される「開腹手術」 ……… 102

食道がんの治療法
食道がんの病期と治療の進め方 ……………………………………… 104
病期0なら内視鏡治療が可能 ………………………………………… 106
頸部食道がんの手術 …………………………………………………… 108
喉頭を残せなかった場合の対応 ……………………………………… 110

胸部食道がんの手術 ……………………………… 112
腹部食道がんの手術 ……………………………… 114
胃がん・食道がんの治療法
胃がん・食道がんの化学療法 …………………… 116
胃がん・食道がんの放射線療法 ………………… 118
Column リハビリは入院前から行うことで術後に効果を発揮する ……… 120

第4章
がん治療の後遺症と副作用への対応

胃がん・食道がんの後遺症
胃がんの合併症と後遺症 ………………………… 122
食道がんの合併症と後遺症 ……………………… 124
ダンピング症候群の予防と対策 ………………… 126
逆流性食道炎の予防と対策 ……………………… 128
化学療法の副作用への対応
抗がん剤で心配される副作用のいろいろ ……… 130
主な副作用のセルフケアのしかた ……………… 132
放射線治療の副作用への対応
放射線治療で現れる副作用への対応 …………… 134
Column 治療効果の高い化学放射線療法ではどのような副作用が現れるのか …… 136

第5章
再発を防ぎ体調を整える生活のしかた

退院後の生活の注意 ……………………………… 138
質のよい睡眠をとるために ……………………… 140
適度な運動で体力を回復する …………………… 142
定期検査の受け方 ………………………………… 144
Column 職場復帰へ向けて ………………………… 146

第6章
経済的な支援を受ける手続きのすべて

公的支援
がんになると経済的な負担が大きくなる……………………148
胃がん・食道がんで利用できる公的サービス ……………150
医療費
高額の医療費負担を軽減する制度 ……………………………152
高額療養費の申請のしかた……………………………………154
「限度額適用認定証」制度と利用のしかた …………………156
傷病手当金
長期間休んだら支給される傷病手当金 ………………………158
税金
医療費控除で所得税の負担を軽くする ………………………160
民間の医療保険
がんを保障する生命保険のいろいろ …………………………162

事例　わたしが術後に気をつけていること ………………164
　ケース1　Aさん(男性・73歳)　胃がん
　以前に大きな病気をしているので、
　「胃がん」と聞いても驚かなかった ……………………164
　ケース2　Bさん(女性・65歳)　胃がん
　保育園の園児たちにパワーをもらって体力回復!! ………167
　ケース3　Cさん(男性・56歳)　食道がん
　「がん」でもポジティブにとらえられれば、
　予後は大きく違ってくる ……………………………170
　ケース4　Dさん(女性・78歳)　食道がん
　もう77歳ではなく、まだ77歳。
　体力回復に向けてコツコツと …………………………173

第 1 章

手術後の食事のとり方とレシピ

- ●計量単位は、1カップ＝200㎖、大さじ1＝15㎖、小さじ1＝5㎖としています。
- ●電子レンジの加熱時間は600Wを目安にしています。機種によって多少の違いがありますので、様子を見ながら調節してください。
- ●とくに表記のない火加減は中火です。
- ●フライパンはこびりつきにくいコーティング加工がされているものを使用しています。
- ●材料、エネルギー量、食物繊維、塩分は原則として1人分を記載しています。ただし、「作りやすい分量」と記載したものについては、材料は作りやすい分量、エネルギー量、食物繊維、塩分は指定以外1人分としています。

レシピ・料理作成・栄養計算／大越郷子（管理栄養士）
執筆協力／野口久美子
撮影／松久幸太郎
撮影協力／UTUWA

手術後の食事のとり方とレシピ
手術後の食べ方の基本

術後は、一度に食べられる量が減ることがほとんど。消化吸収機能も低下しているため、入院前とは食事の量や食べ方をかえる必要があります。

●食べられる量が減り、消化吸収機能も低下する

　切除した部位や手術の方法による違いはありますが、術後は、食道または胃の働きが低下します。とくに胃は食べものの消化・吸収の第一段階を担っているため、切除した場合、「食べること」への影響は大きくなります。しばらくの間は不自由に感じることもあるでしょうが、焦らずに自分に合った食べ方を見つけていきましょう。

●基本はよくかんでゆっくり食べること

　胃の一部または全部を切除した場合、第一に心がけたいのが、よくかんでゆっくり食べること。一度の食事に約30分かけるのを目安にしましょう。胃の役割は、食べものを粥状（かゆじょう）にして少しずつ腸へ送り出したり、一部のタンパク質などを分解したりすること。かむことによって食べものは細かくなり、唾液に含まれる消化酵素とよく混ざり合ってゆっくりと胃へ送られるようになります。つまりかむことで、胃の働きの一部を補えるのです。腸の負担を減らすことができるため、ダンピング症候群（126ページ参照）など食後の不調の予防・軽減にも役立ちます。

●規則正しい食事で体のリズムを整える

　毎日の食事や間食は、できるだけ一定の時間にとりましょう。規則正しく食べることで胃腸の調子が整いやすくなり、排便のリズムも安定してきます。また、食べる量が減ると水分の摂取量も少なくなりがちなので、適度な水分補給も忘れずに。水分をとるとおなかが張ることもありますが、水分は吸収されやすいため、少し時間をおけば張りは治まります。

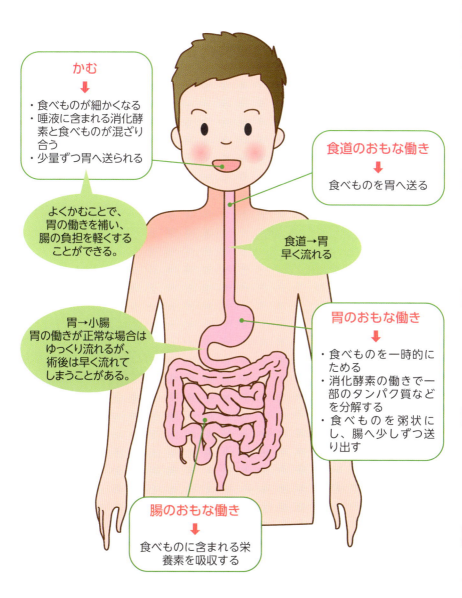

手術後の食事のとり方とレシピ
術後の食事は1日5〜6食から

胃を切除すると胃の容量が小さくなり、食べられる量が少なくなります。エネルギー不足を防ぐため、食事の回数を増やすなどの工夫をしましょう。

●回復の基本はエネルギー補給

がんが発生すると、体の免疫反応やがん細胞から分泌される物質の影響で体がエネルギー不足になりやすくなります。また手術やその後の化学療法などの治療も、大量のエネルギーを消費する原因になります。エネルギー不足でやせてしまうと体力が落ち、免疫力も低下します。生活の質（QOL）を保ち、化学療法など術後の治療の効果を上げるためには、きちんと栄養をとることが大切です。

●一回分の食事量を減らし、回数を増やす

胃を切除すると、少量でおなかがいっぱいになってしまいます。無理をして食べすぎると不調を引き起こすことがあるので、術後の食事は、一回分の量を減らし、回数を増やすのが基本です。切除した胃が元の大きさに戻ることはありませんが、体が回復し、自分に合った食べ方がわかってくると、一度に食べられる量も少しずつ増えていきます。

●1日に必要なエネルギーを5〜6回に分けてとる

退院直後は1日5〜6食から始め、徐々に回数を減らしていきましょう。朝・昼・夜の3食をベースに、食事の間や夕食後に間食をとります。間食の目的は、エネルギー補給です。1日にとりたいエネルギー量の目安は、50〜60代男性で2100kcal、女性で1650kcal（座って過ごすことが多い場合）。通常はこのエネルギー量を3食で補いますが、術後は5〜6回に分けてとることを目指します。食べられる量が少ない人は、食事、間食ともに、少量で多くのエネルギーがとれるものを食べるようにしましょう。

術後の食べ方の基本

1日にとりたいエネルギー量の目安

日本人の食事摂取基準（2015年版）

身体活動レベル(※)	男性			女性		
	低い	普通	高い	低い	普通	高い
30〜49歳	2300kcal	2650kcal	3050kcal	1750kcal	2000kcal	2300kcal
50〜69歳	2100kcal	2450kcal	2800kcal	1650kcal	1900kcal	2200kcal
70歳以上	1850kcal	2200kcal	2500kcal	1500kcal	1750kcal	2000kcal

※身体活動レベル
 低い：座って過ごすことが多い場合。
 普通：座って過ごすのが中心だが、通勤や買い物・家事、立った姿勢での仕事、
    軽いスポーツなども行う場合。
 高い：移動や立って行う仕事が多かったり、スポーツをしたりしている場合。

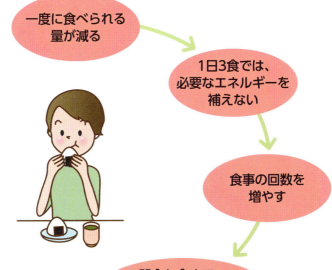

一度に食べられる量が減る
↓
1日3食では、必要なエネルギーを補えない
↓
食事の回数を増やす
↓
間食も含めて、1日に必要なエネルギー量をとることを目指す。

手術後の食事のとり方とレシピ
術後しばらくは気をつけたい食品

食事の基本は、よくかんで適量を食べること。特定の食品を避ける必要はありませんが、腸に負担をかける食物繊維は少量からとり入れると安心です。

●「食べてはいけないもの」はない

　胃がんや食道がんの手術をしたからといって、「食べてはいけないもの」があるわけではありません。よくかんで、少量ずつゆっくり食べるようにすれば、何を食べてもよいのです。ただし、術後2～3カ月ごろまでは体に負担をかけ過ぎないようにすると安心です。そのために、食べ方や調理法に注意したい食品があります。

●かたいもの、かまずに飲み込みがちなものに注意する

　不溶性食物繊維（水にとけない、かたい食物繊維）を多く含むものは、よくかまずに飲み込むと腸閉塞の原因となることがあります。術後しばらくは食べ過ぎないように注意し、調理する際は、繊維を断ち切るように小さめに切ってやわらかく煮るなどの工夫をしましょう。そうめんやそばなども、よくかまずに飲み込んでしまいがちなため、退院直後には避けたほうが安心。いか・たこや貝類（かき、ほたて貝柱を除く）など、かたくてかみ切りにくいものも要注意です。脂質も、一度に多くとり過ぎると下痢や腹痛の原因になることがあるため、食べにくく感じるかもしれません。少量をとることからはじめ、少しずつ慣らしていくとよいでしょう。

●カルシウムと鉄は積極的にとる

　胃を切除した場合、カルシウムと鉄の吸収が悪くなります。骨や歯を守り、貧血を予防するため、食事から補給することを心がけます。それぞれ、カルシウムの吸収に必要なビタミンD、鉄の吸収を助けるビタミンCを同時にとるようにすると、効率のよい補給につながります。

術後には控えめにしたほうがよい食材の例

主食

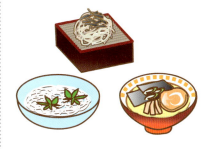

そば、そうめん、ラーメンなど
→よくかまずに飲み込んでしまうことが多い

魚介類

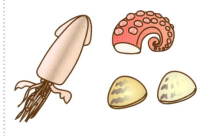

いか、たこ、貝類
（かき、ほたて貝柱を除く）など
→かたくてかみ切りにくいため、大きなまま飲み込んでしまうことがある

野菜類

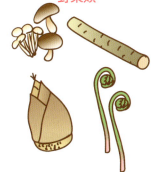

たけのこ、ごぼう、山菜類、きのこ類など、不溶性食物繊維が多いもの

その他

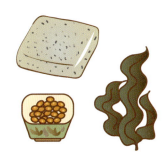

こんにゃく、しらたき、海藻類、豆類など

→十分に細かくせずに飲み込むと、つかえや腸閉塞を起こすことがある

不溶性食物繊維と水溶性食物繊維

食物繊維には、水に溶けない「不溶性食物繊維」と、水に溶ける「水溶性食物繊維」があります。とり過ぎにとくに注意したいのは、不溶性食物繊維。ごぼう、れんこん、たけのこなど「かたい繊維」が多い野菜やきのこ類に多く含まれています。

手術後の食事のとり方とレシピ
体重を維持するための食べ方の工夫

排便のトラブルがあったり、化学療法の副作用に悩まされたりするときは、「無理なく食べられるもの」で栄養補給をすることが大切です。

●術後6カ月を過ぎると体重が増えにくい

　術後の回復やその後の治療のためには、体力を保つことが大切です。そのために心がけたいのが、体重を維持することです。食べられる量が減ることや手術の影響（10～12ページ参照）により、術後は体重が落ちてしまうのが普通です。体が回復し、食べ方に慣れてくれば少しずつ体重も戻っていきますが、術後6カ月ほどたつと、それ以上は増えにくくなることがほとんどです。そのため、術後6カ月までの間に体重を大きく減らさないようにすることが大切なのです。術後6カ月の時点で、「手術前からマイナス2kg」ぐらいまで体重を戻せているのが理想です。

●高エネルギー食材を積極的にとる

　体重を維持するためには、エネルギー補給が第一です。食べられる量が少なくなる分、高エネルギーのものをとるようにします。エネルギー源としておすすめなのは、ごはんやパンなど糖質を多く含むものや油脂。筋肉を減らさないため、お肉や魚、卵などからタンパク質もしっかり補給します。間食として、アイスクリームやチョコレート、チーズといった高エネルギーのものをとるのもよい方法です。

●栄養補助食品を利用することも

　食事や間食の内容を工夫しても体重を維持するのが難しい場合は、医師に相談して栄養補助食品を利用する方法もあります。飲料やゼリーなど、形態や味の種類も豊富なので、好みに合ったものを選ぶことができます。病院での処方が可能なものについては、健康保険が適用されます。

エネルギー補給におすすめの食材＆食べ方の工夫

糖質　1gあたり 4kcal
ごはん、パン、うどん、くだもの、砂糖を使ったものなど

食べ方の工夫①
油を使って調理する
油やバターで炒める、味つけにマヨネーズや生クリームを使う、など

脂質　1gあたり 9kcal
油類、バター、マヨネーズ、生クリーム、チーズなど

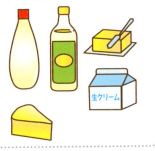

食べ方の工夫②
手軽に食べられるお菓子などを利用する
（p52参照）
移動中や仕事中にも食べられるあめやチョコレートなどをもち歩く

タンパク質　1gあたり 4kcal
お肉類、魚介類、卵、乳製品、豆・豆製品など

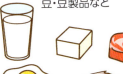

POINT
体調が落ち着いてきても、食べられる量は手術前の60〜70％程度のことが多いので、こまめにエネルギー補給をすることが大切！

退院後1～2カ月頃までのおすすめレシピ

胃の容量が小さくなったり、食物を受け入れにくくなったりした状態に、少しずつ慣れていく時期です。まずは胃や食道に負担をかけすぎないよう、食べる量や食べ方を工夫していきましょう。

退院後1～2カ月頃までの**調理のヒント**

胃を切除した人は、一度に食べられる量が少なくなります。食べる量に応じて、エネルギー量なども考えながら食事や間食の内容を考えることが大切です。

1 消化のよいものを選ぶ

かたい繊維（不溶性食物繊維）を多く含む食材は避け、野菜は薄皮などもむくと安心。

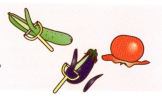

2 高エネルギーの食材を使う

少量しか食べられない場合、高エネルギーの食材を利用して必要なエネルギーを補う。

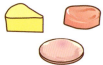

3 小さく切ってやわらかく煮る

食道～胃に食物がつかえるのを防ぐため、野菜などは小さく切ってやわらかく調理する。

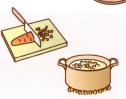

4 脂質は少量からとってみる

術後しばらくは脂質をとり過ぎると下痢などを起こすことがあるので、少しずつ慣らしていく。

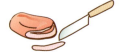

5 鉄&カルシウムを補給する

胃を切除すると、鉄やカルシウムの吸収が悪くなるので、食事から補給するようにする。

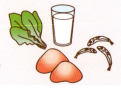

糖質がとれるメニュー

糖質は、エネルギー源となる栄養素。
食べやすい調理法を工夫して、毎食とりましょう。

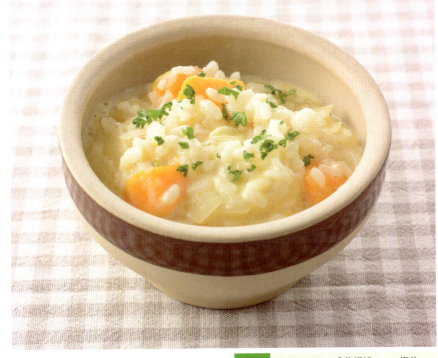

| 1人分 | 339 kcal | 食物繊維 3.6 g | 塩分 1.6 g |

かぼちゃ入りミルクがゆ

材料（1人分）

- ごはん……………………………90g
- かぼちゃ…………………………80g
- 玉ねぎ……………………………30g
- 牛乳………………………½カップ
- バター……………………………小さじ1
- Ⓐ ┌ 水………………………½カップ
  └ 顆粒コンソメ……………小さじ½
- パセリ（みじん切り・好みで）………適量
- 塩、こしょう……………………各少々

作り方

① かぼちゃは皮をむき、ひと口大に切る。玉ねぎは5mm角に切る。
② 鍋にⒶと①を入れ、沸騰してから5分煮る。ごはんと牛乳を加え、混ぜながら3分煮る。
③ バター、塩、こしょうを加えて混ぜる。器に盛り、好みでパセリをふる。

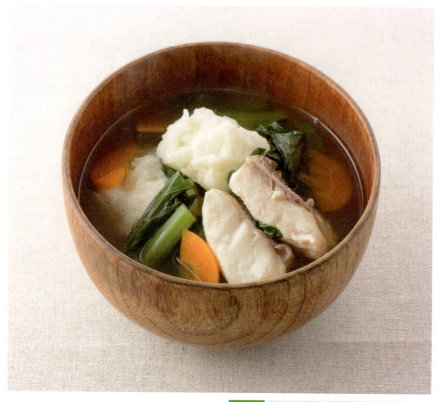

| 1人分 | **384** kcal | 食物繊維 **3.0** g | 塩分 **2.2** g |

つぶしごはんのお雑煮

材料（1人分）
```
ごはん（温かいもの）…………100g
山いも……………………………60g
たい………………………1切れ（60g）
にんじん…………………………20g
小松菜……………………………40g
Ⓐ［だし汁……………………1と½カップ
　　めんつゆ………………………大さじ1
```

作り方
①たいは長さを半分に切る。にんじんは半月切り、小松菜は3cm長さに切る。

②ボウルに山いもをすりおろし、ごはんを加えて、めん棒でごはんをつぶしながら混ぜる。

③②をひと口大に丸めて耐熱皿に並べ、ふんわりとラップをかけて、電子レンジで1分加熱する。

④鍋にⒶとにんじんを入れ、沸騰してから3分煮る。たいと小松菜を加え、さらに2分煮てから③を加えてさっと煮る。

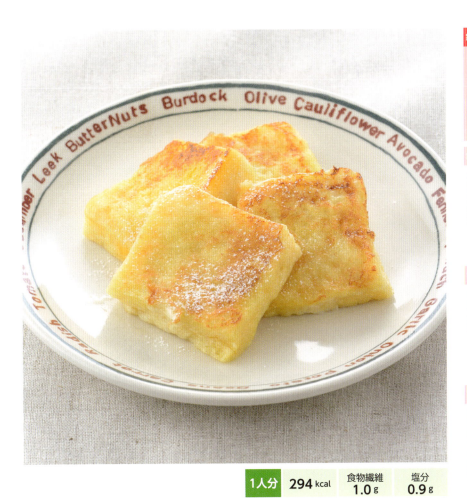

| 1人分 | 294 kcal | 食物繊維 1.0g | 塩分 0.9g |

フレンチトースト

材料（1人分）

- 食パン（6枚切り）……………1枚
- Ⓐ ┌ 溶き卵………………½個分
  │ 牛乳…………………¼カップ
  └ はちみつ……………小さじ2
- バター……………………小さじ2
- 粉砂糖………………………適量

作り方

① 食パンは耳を切り落とし、4等分に切る。
② Ⓐをよく混ぜ合わせてバットなどに流し入れ、①を加える。途中で何度か裏返しながら20分ほどなじませる。
③ フライパンにバターを熱し、②の両面をこんがりと焼く。
④ 器に盛り、粉砂糖をふる。

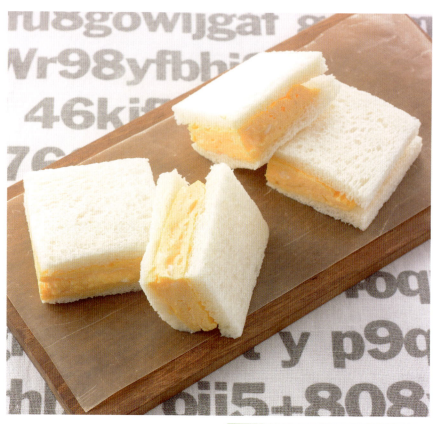

| 1人分 | 253 kcal | 食物繊維 0.7g | 塩分 0.9g |

厚焼き卵サンド

材料（1人分）

サンドイッチ用食パン（耳なし）……2枚
バター……………………………小さじ1
卵………………………………………1個
Ⓐ［マヨネーズ、牛乳………各小さじ2
　　こしょう……………………………少々

作り方

① 食パンはそれぞれ、片面にバターを塗る。
② ボウルに卵を入れて溶きほぐし、Ⓐを加えて混ぜる。
③ 卵焼き器（または小さめのフライパン）を熱して②を流し入れる。全体を混ぜ、半熟になったら半分に折り、弱火にして1分焼く。
④ ①で③をはさみ、食べやすく切り分ける。

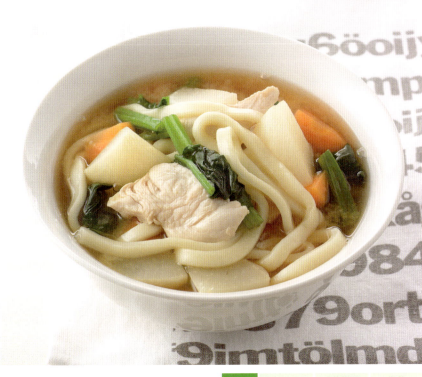

| 1人分 | 351 kcal | 食物繊維 5.5g | 塩分 3.4g |

鶏肉とやわらか野菜のみそ煮込みうどん

材料（1人分）

ゆでうどん…………………1玉(90g)
かぶ（根）……………………1個
にんじん……………………40g
鶏ささみ……………………1本
ほうれんそう………………40g
Ⓐ ┌ だし汁…………………2カップ
　├ 酒………………………大さじ1
　├ みりん…………………小さじ2
　└ しょうゆ………………小さじ1
みそ…………………………小さじ2

作り方

① かぶは乱切り、にんじんは半月切りにし、ほうれんそうは3cm長さに切る。ささみはスジをとり、そぎ切りにする。
② 鍋にⒶとかぶ、にんじんを入れ、沸騰してから4分煮る。
③ ぬるま湯でさっと洗ってほぐしたうどん、ささみ、ほうれんそうを加え、さらに3分煮てからみそを溶き入れる。

タンパク質がとれるメニュー

筋肉や血液などの材料となるタンパク質。
お肉や魚介類、卵などから効率よく補給することができます。

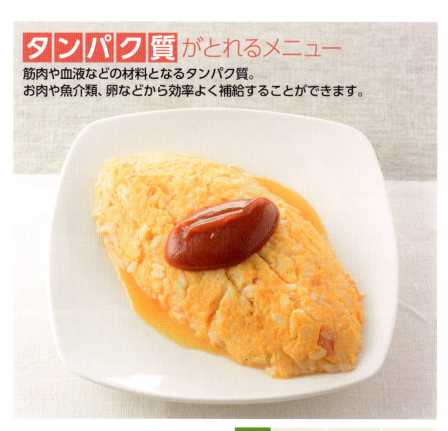

1人分 351 kcal　食物繊維 1.2g　塩分 2.0g

ごはん入りボリュームオムレツ

材料（1人分）

- 卵 …………………………… 1個
- ごはん ……………………… 100g
- トマト ……………………… ½個
- Ⓐ ┌ 牛乳 …………………… 大さじ1
- 　├ 顆粒コンソメ ………… 小さじ½
- 　└ 塩、こしょう ………… 各少々
- バター、トマトケチャップ
  …………………………… 各小さじ2

作り方

① トマトは湯むきして種をとり、粗みじん切りにする。
② ボウルに卵を入れて溶きほぐし、①、ごはん、Ⓐを加えてよく混ぜ合わせる。
③ フライパンにバターを熱して②を流し入れる。大きく混ぜ、半熟になったら形を整えて裏返す。
④ 器に盛り、ケチャップをかける。

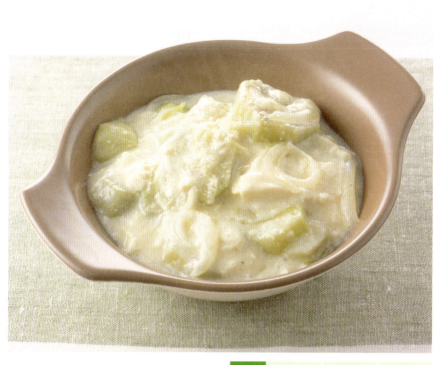

1人分 287 kcal　食物繊維 3.0g　塩分 2.5g

くずし豆腐となすのトロトロ煮

材料（1人分）

- 豆腐（絹ごし）……………½丁（150g）
- なす…………………………………1本
- 玉ねぎ………………………………¼個
- Ⓐ ┌ 水……………………………½カップ
　　├ 酒……………………………小さじ2
　　└ 顆粒コンソメ………………小さじ1
- 牛乳………………………………½カップ
- バター、粉チーズ………………各小さじ2
- 塩、こしょう………………………各少々
- 水溶き片栗粉………………………小さじ2

作り方

① なすは皮をむいてひと口大に切り、玉ねぎは薄切りにする。豆腐は軽く水けをきっておく。
② 鍋にバターを熱し、玉ねぎとなすを炒める。しんなりしてきたらⒶを加え、沸騰したら豆腐を粗くくずしながら加えて3分煮る。
③ 牛乳、塩、こしょうを加え、温まったら水溶き片栗粉でとろみをつけて、混ぜながら1分煮る。
④ 器に盛り、粉チーズをふる。

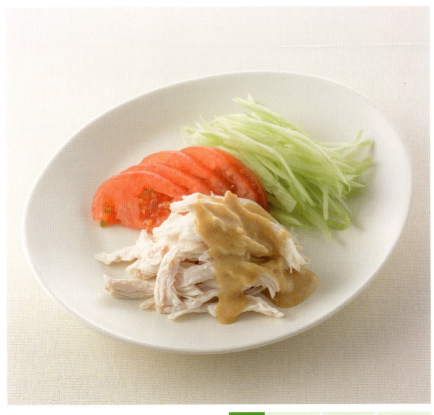

| 1人分 | 186kcal | 食物繊維 1.9g | 塩分 1.7g |

ゆで鶏のみそマヨソース

材料（1人分）

鶏むね肉（皮なし）………⅓枚（70g）
トマト………………………………½個
きゅうり……………………………½本
しょうが（薄切り）………………2〜3枚
長ねぎ（青い部分）………………適量
Ⓐ [みそ、マヨネーズ………各小さじ2
　　みりん……………………小さじ½

作り方

①トマトは湯むきして種をとり、薄切りにする。きゅうりは皮をむき、千切りにする。
②鍋に鶏肉、しょうが、長ねぎを入れてかぶるぐらいの水を注いで火にかける。沸騰したらアクをとり、弱火にして7分ゆで、そのまま冷ます。
③鶏肉を細く裂き、①とともに器に盛る。混ぜ合わせたⒶをかける。

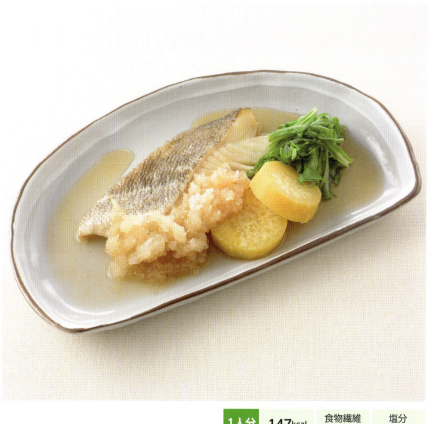

| 1人分 | 147kcal | 食物繊維 3.0g | 塩分 2.2g |

たらのみぞれ煮

材料（1人分）

- たら……………………1切れ（70g）
- さつまいも………………………30g
- 大根おろし………………………100g
- 水菜（葉先）……………………30g
- しょうが（薄切り）……………2〜3枚
- Ⓐ
  - 水………………………1と¼カップ
  - 酒…………………………大さじ2
  - しょうゆ…………………大さじ1
  - 砂糖………………………小さじ1

作り方

① さつまいもは皮をむき、輪切りにする。水菜は3㎝長さに切る。大根おろしは軽く水けをきる。

② 鍋にⒶとしょうが、さつまいもを入れて火にかけ、沸騰したら、たらを加える。落としぶたをして5分煮る。

③ 水菜を加えてさっと煮る。たら、さつまいも、水菜を器に盛る。

④ 煮汁に大根おろしを加え、1分ほど煮てから③にかける。

野菜が中心のメニュー

飲み込みやすく、胃への負担も少なくなるよう、野菜はかたい部分をとりのぞき、やわらかく加熱します。

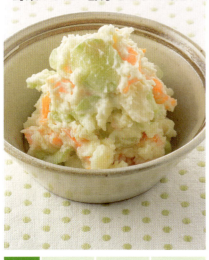

| 1人分 | 233 kcal | 食物繊維 2.5g | 塩分 1.2g |

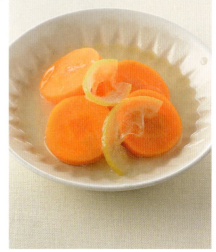

| 1人分 | 124 kcal | 食物繊維 2.4g | 塩分 0.4g |

和風ポテトサラダ

材料と作り方（1人分）

① じゃがいも1個は皮をむいてひと口大に切る。にんじん25gはいちょう切り、きゅうり1/3本は皮をむいて輪切りにする。

② じゃがいもとにんじんをやわらかくゆでてボウルに入れ、熱いうちにつぶしてフレンチドレッシング小さじ1/2を混ぜる。

③ 粗熱がとれたら、きゅうり、マヨネーズ大さじ1、牛乳小さじ2、塩、こしょう各少々を加えて混ぜる。

にんじんの はちみつグラッセ

材料と作り方（1人分）

① にんじん60gは6〜7mm厚さの輪切りにし、鍋に入れる。

② ①に、水160mℓ、はちみつ大さじ1、塩1つまみ、レモン（国産）の半月切り4枚を入れて火にかけ、沸騰したら落としぶたをして8分煮る。

③ バター小さじ1を加え、全体を混ぜる。

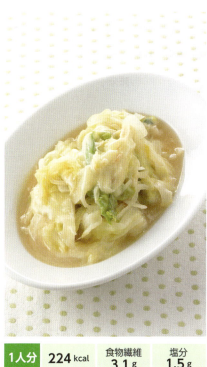
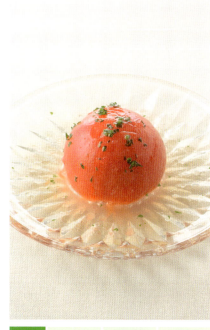

| 1人分 | 224 kcal | 食物繊維 3.1 g | 塩分 1.5 g |

| 1人分 | 85 kcal | 食物繊維 1.1 g | 塩分 1.7 g |

キャベツのホットサラダ

材料と作り方（1人分）

① キャベツ120gはざく切り、玉ねぎ¼個は薄切りにする。
② フライパンにオリーブオイル小さじ2を熱し、①を炒める。少ししんなりしたら水180㎖、酒小さじ2、ポン酢しょうゆ大さじ1を加え、ふたをして4分蒸す。
③ ピザ用チーズ30gを加えて火を止め、ふたをして1分蒸す。

丸ごとトマトのスープ煮

材料と作り方（1人分）

① 小さめの鍋に水¾カップ、顆粒コンソメ小さじ½、フレンチドレッシング大さじ1、塩、こしょう各少々を加えて火にかけ、沸騰してきたら湯むきしたトマト1個を加えて弱火にし、3分煮る。
② 粗熱がとれたら、煮汁ごと冷蔵庫で冷やす。
③ 器に盛り、好みでパセリのみじん切り少々をちらす。

エネルギー補給に役立つ間食

一度に食べられる量が少なくなった分は、間食で補います。
「食事の一部」と考え、エネルギー補給に役立てましょう。

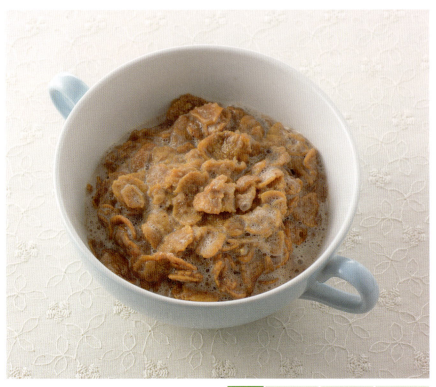

| 1人分 | 292 kcal | 食物繊維 1.2 g | 塩分 1.2 g |

コーンフレークがゆ

材料（1人分）

　コーンフレーク（チョコレート味）……50g
　牛乳……………………………………¾カップ

作り方

①鍋にすべての材料を入れて火にかけ、沸騰してから1分煮る。

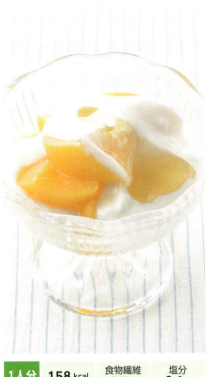
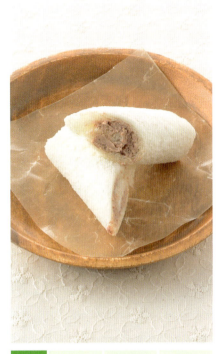

| 1人分 | 158 kcal | 食物繊維 0.7g | 塩分 0.1g |

| 1人分 | 74 kcal | 食物繊維 0.4g | 塩分 0.3g |

もも缶の ハニーヨーグルトがけ

材料（1人分）
　黄桃（缶詰）………………………2切れ
　プレーンヨーグルト………………120g
　はちみつ……………………………小さじ2

作り方
①ひと口大に切った桃を器に盛り、ヨーグルトとはちみつをかける。

レバーペーストの ひと口サンド

材料（1人分）
　サンドイッチ用食パン………………1枚
　レバーペースト………………………大さじ1

作り方
①食パンにレバーペーストを塗って巻き、半分に切る。

退院後3～6カ月の おすすめレシピ

食べ方や食べる量についてコツがつかめてきたら、徐々に通常の食事に近づけていきます。食物繊維が多めのものや揚げものなどもメニューにとり入れ、食事に変化をつけていきましょう。

退院後3カ月以降からの**調理のヒント**

食物繊維が多い食材は、よくかんで食べるのが基本。油やバター、生クリームなど、エネルギー量アップに役立つ食材も上手に利用します。

1 不溶性食物繊維が多い食材は少量ずつ使う

かたい繊維（不溶性食物繊維）を多く含む食材も、体調に合わせて少しずつ利用してみる。

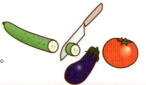

2 大きさ・やわらかさを通常の食事に近づけていく

野菜の薄皮などはそのままにし、徐々に大きめに。やわらかさも加減していく。

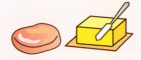

3 体調に応じて脂質をとる

食事の量が少なくなった人にとって、脂質はエネルギー補給に役立つ食材のひとつ。

4 好きな料理などもメニューに組み入れる

本人の好きなものなどもメニューに加えて変化をつけ、食事を楽しめるようにしていく。

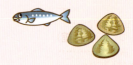

5 鉄、カルシウムの補給を心がける

体調が回復しても鉄やカルシウムの吸収はよくならないので、食事からの補給を続ける。

糖質がとれるメニュー

食べられる量が少ない人は、糖質と同時に
タンパク質や脂質もとれるメニューを工夫してみましょう。

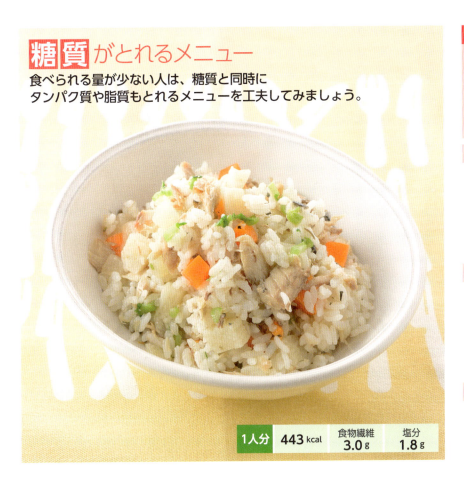

1人分 443 kcal　食物繊維 3.0g　塩分 1.8g

さば缶と野菜の混ぜごはん

材料（1人分）

- ごはん……………………………120g
- さば水煮缶………………………60g
- 大根………………………………50g
- にんじん…………………………25g
- 山いも……………………………40g
- Ⓐ
  - さば缶の缶汁……………大さじ2
  - めんつゆ（3倍濃縮）………小さじ2
  - ごま油……………………小さじ1
- 大根の葉（好みで）………………適量

作り方

① 大根、にんじん、山いもは1cm角に切る。
② 耐熱ボウルにさばと①、Ⓐを入れて混ぜ、ふんわりとラップをかけて、電子レンジで3分加熱する。
③ いったんとり出して混ぜ、ラップをかけずに3分加熱する。
④ ごはんに③を混ぜ、好みで、ゆでて刻んだ大根の葉をちらす。

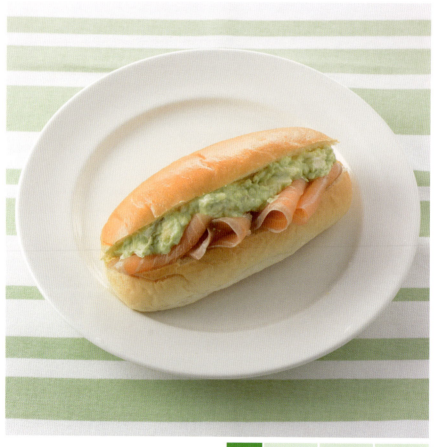

| 1人分 | 507 kcal | 食物繊維 4.5 g | 塩分 2.5 g |

サーモンとアボカドのサンドイッチ

材料（1人分）
- ホットドッグパン……………………1個
- クリームチーズ………………………大さじ2
- アボカド………………………………½個
- スモークサーモン……………………2枚
- レモン汁………………………………小さじ1
- マヨネーズ……………………………大さじ1

作り方
①ボウルにアボカドとレモン汁を入れてつぶし、マヨネーズを加えて混ぜる。さらに室温でやわらかくしたクリームチーズを加えて混ぜ合わせる。

②パンに食べやすく切ったスモークサーモンと①をはさむ。

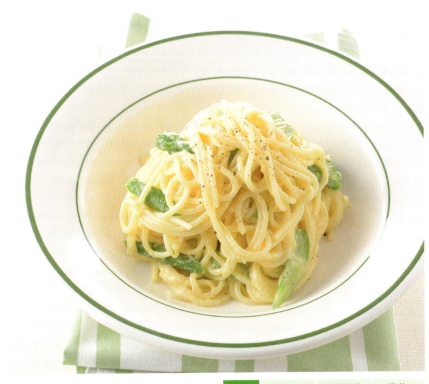

| 1人分 | 520 kcal | 食物繊維 3.4g | 塩分 1.1g |

アスパラのカルボナーラ風パスタ

材料（1人分）

- スパゲッティ……………………70g
- グリーンアスパラガス……………2本
- 玉ねぎ……………………………¼個
- オリーブオイル………………小さじ2
- Ⓐ
  - 卵黄………………………1個分
  - 生クリーム………………大さじ2
  - 牛乳、粉チーズ………各大さじ1
  - 塩…………………………少々
- こしょう……………………………少々

作り方

① アスパラガスは斜め切り、玉ねぎは薄切りにする。Ⓐをよく混ぜ合わせておく。
② たっぷりの熱湯でスパゲッティをゆで始める。ゆで上がる1分前にアスパラガスを加えて一緒にゆでる。
③ フライパンにオリーブオイルを熱して玉ねぎを炒め、しんなりしてきたら②のゆで汁大さじ2を加える。②がゆで上がる直前に、フライパンにⒶを入れ、すぐにスパゲッティを加えて全体を混ぜる。
④ 器に盛り、こしょうをふる。

タンパク質がとれるメニュー

体調や好みに合わせて、脂身を含むお肉類や青背の魚、こってりした味のもの、揚げものなどにも挑戦してみましょう。

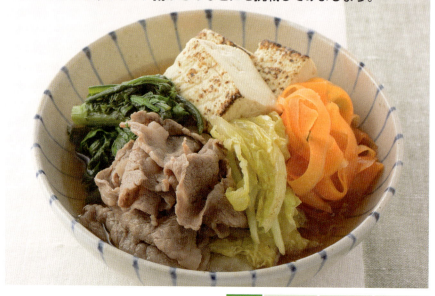

| 1人分 | 431 kcal | 食物繊維 5.9g | 塩分 3.1g |

肉豆腐

材料（1人分）

- 牛肩ロース薄切り肉……………60g
- 焼き豆腐………………½丁(150g)
- 白菜……………………………2枚
- にんじん………………………40g
- 春菊……………………………50g
- Ⓐ ┌ だし汁……………1と½カップ
  └ 酒、砂糖、しょうゆ……各大さじ1

作り方

① 白菜はそぎ切り、春菊は3cm長さ、豆腐は3等分に切る。にんじんはピーラーで薄く削る。牛肉は長さを半分に切る。
② 鍋にⒶと春菊の茎、白菜の芯、にんじんを入れ、5～6分煮る。
③ 豆腐と残りの野菜を加え、さらに5～6分煮る。
④ 牛肉を1枚ずつ広げて加え、3分ほど煮る。途中、煮汁が足りなくなったらだし汁（分量外）を足す。

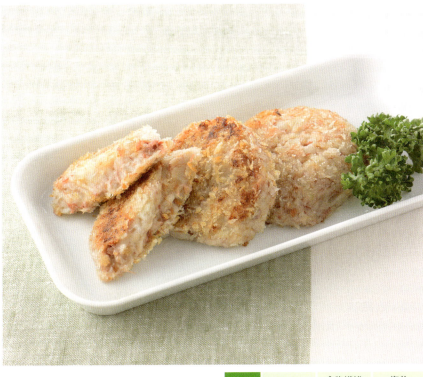

| 1人分 | 315 kcal | 食物繊維 3.4 g | 塩分 1.5 g |

焼きコロッケ

材料（1人分）

- 里いも……………………1個
- コンビーフ……………………25g
- 玉ねぎ……………………30g
- Ⓐ ┌ 小麦粉……………………小さじ2
  ├ 削り節……………………2g
  └ しょうゆ……………………小さじ1
- サラダ油……………………小さじ2
- パン粉（細かいもの）……………適量
- パセリ（飾り用・好みで）……………適量

作り方

① 玉ねぎは粗みじん切りにして耐熱皿に入れ、ふんわりとラップをかけて電子レンジで2分加熱し、粗熱をとる。里いもはゆでてつぶす。

② ボウルに①、コンビーフ、Ⓐを入れて混ぜ合わせる。3等分して、それぞれ丸く形を整え、両面にパン粉をまぶす。

③ フライパンに油を熱し、③の両面を焼く。器に盛り、好みでパセリを添える。

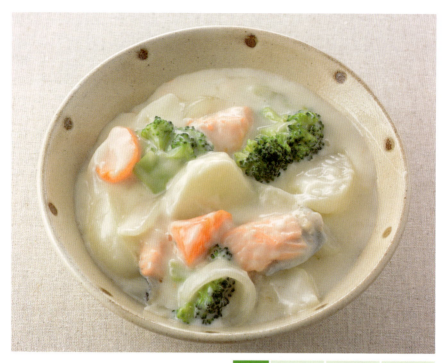

| 1人分 | 304 kcal | 食物繊維 4.5g | 塩分 1.3g |

さけのクリームシチュー

材料（作りやすい分量・2人分）

生ざけ	2切れ
玉ねぎ	½個
かぶ	2個
にんじん	50g
ブロッコリー	90g
牛乳	1カップ
クリームシチューの素	40g
Ⓐ[水	1と¾カップ
顆粒コンソメ	小さじ½
バター	大さじ1
小麦粉	適量

作り方

① 玉ねぎ、かぶはくし形切り、にんじんは乱切りにする。さけはひと口大に切る。
② ブロッコリーは小房に分けて耐熱皿に入れて少量の水をふり、ふんわりとラップをかけて、電子レンジで3分加熱する。
③ 鍋にバターを熱し、玉ねぎとにんじんを炒める。かぶを加えてさっと炒め、Ⓐを加えて沸騰してから5分煮る。
④ 小麦粉をまぶしたさけを加え、5分煮てから牛乳を加える。
⑤ 温まってきたらブロッコリーを加えて火を止める。シチューの素を入れて溶かしてからもう一度火にかけ、5分煮る。

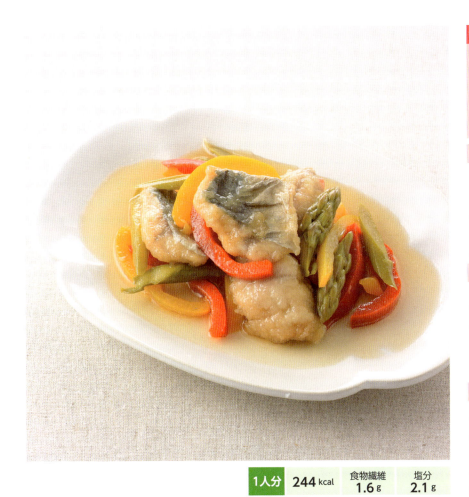

| 1人分 | 244 kcal | 食物繊維 1.6 g | 塩分 2.1 g |

あじのから揚げ・甘酢づけ

材料（1人分）

- あじ（3枚におろす）……1尾
- グリーンアスパラガス……2本
- パプリカ（赤・黄）……各¼個
- Ⓐ
  - だし汁……½カップ
  - 酢……大さじ2
  - 砂糖……大さじ1
  - しょうゆ……小さじ2
- 片栗粉、揚げ油……各適量

作り方

① アスパラガスは斜め切り、パプリカはせん切りにしてさっとゆでる。
② 鍋にⒶを入れてひと煮立ちさせ、①とともにバットに入れる。
③ あじはひと口大のそぎ切りにして片栗粉をまぶし、中温（約170度）の油で揚げる。
④ ②に③を加え、20分ほどつける。

野菜が中心のメニュー

食物繊維が多めの野菜もとり入れ、やや大きめに切るなどして歯ごたえなども楽しめるようにしてみましょう。

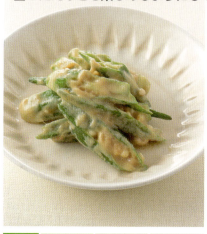

1人分 93 kcal　食物繊維 3.2g　塩分 0.7g

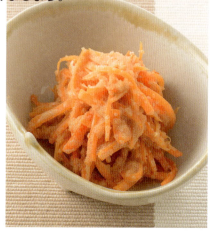

1人分 98 kcal　食物繊維 1.0g　塩分 1.6g

オクラの ごまみそあえ

材料と作り方（1人分）

①オクラ5本はガクをとって板ずりし、さっとゆでて斜め切りにする。
②ボウルに白練りごま大さじ½、みそ小さじ1、砂糖、ごま油各小さじ½を入れて混ぜ、①を加えてあえる。

にんじんの たらこマヨネーズあえ

材料と作り方（1人分）

①にんじん40gはせん切りにする。耐熱皿に入れて水大さじ1を回しかけ、ふんわりとラップをかけて電子レンジで2分30秒加熱する。
②ボウルにたらこ20g、マヨネーズ小さじ2、しょうゆ小さじ½を入れて混ぜ合わせ、粗熱をとった①を加えてあえる。

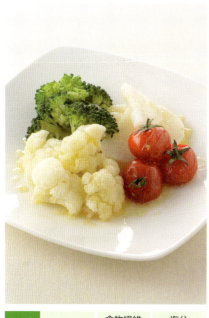

| 1人分 | 181 kcal | 食物繊維 4.9g | 塩分 0.8g |

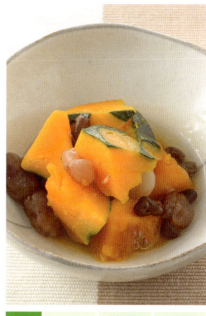

| 1人分 | 173 kcal | 食物繊維 4.2g | 塩分 0.3g |

温野菜サラダ

材料と作り方（1人分）

① ブロッコリー、カリフラワー各50gは小房に分ける。長いも50gは半月切りにする。
② ①を耐熱皿に入れて水大さじ1を回しかけ、ふんわりとラップをかけて電子レンジで3分加熱する。
③ ミニトマト3個を加えてラップをかけなおし、さらに1分加熱する。
④ 器に盛り、オレンジジュース大さじ1と1/3、オリーブオイル大さじ1、にんにくのすりおろし小さじ1/3、はちみつ小さじ1、塩、こしょう各少々を混ぜ合わせたドレッシングをかける。

かぼちゃと甘納豆のほっこり煮

材料と作り方（1人分）

① かぼちゃ80gはところどころ皮をむき、小さめの乱切りにする。
② 鍋に水1カップ、砂糖小さじ1、塩1つまみを入れ、①、甘納豆30gを加えて火にかける。
③ 沸騰したら弱火にし、落としぶたをして6分煮る。

エネルギー補給に役立つ間食

手術後6カ月ほどは、体重の維持にとくに気を配りたい時期。
エネルギー源となる糖質や脂質をとれる間食を工夫しましょう。

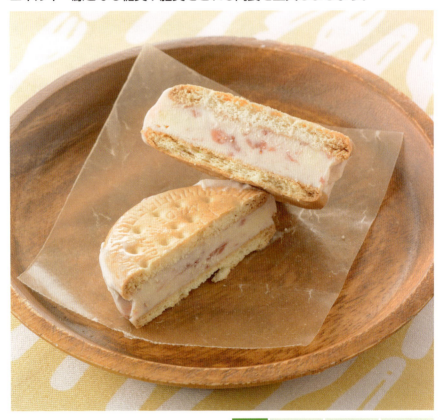

| 1人分 | 103 kcal | 食物繊維 0.3g | 塩分 0.1g |

アイスクリームサンド

材料（1人分）
- バニラアイスクリーム……………50g
- 好みのジャム………………………大さじ1
- ビスケット……………………………2枚

作り方
① アイスクリームにジャムを加え、なめらかになるまで混ぜる。
② ビスケットで①をはさんでラップで包み、冷凍庫で1時間以上冷やしかためる。

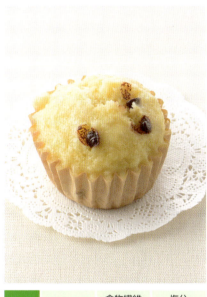
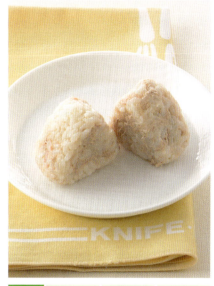

| 1個分 | 97 kcal | 食物繊維 0.5g | 塩分 0.2g |

| 1人分 | 305 kcal | 食物繊維 0.3g | 塩分 0.8g |

チョコバナナ蒸しパン

材料（作りやすい分量・直径約5cmの型8個分）

- ホットケーキの素……………100g
- 卵……………………………1個
- バナナ………………………1本
- 牛乳…………………………60ml
- ヨーグルト……………………60g
- チョコチップ…………………30g

作り方

① ボウルに卵を入れて溶きほぐし、粗くつぶしたバナナ、牛乳、ヨーグルトを加えて混ぜる。
② ホットケーキの素とチョコチップを加えて混ぜ、型に流し入れて、蒸し器で12～13分蒸す。

ひと口ツナおにぎり

材料（1人分）

- ごはん………………………100g
- ツナ（オイル漬け）……………30g
- Ⓐ [マヨネーズ……………小さじ2
      めんつゆ………………小さじ½]

作り方

① ボウルに汁けをきったツナとⒶを入れてよく混ぜ、ごはんを加えて混ぜ合わせる。
② ①を2～3等分し、食べやすい大きさに握る。

不足しがちな栄養素を補う①
カルシウムの補給に役立つメニュー

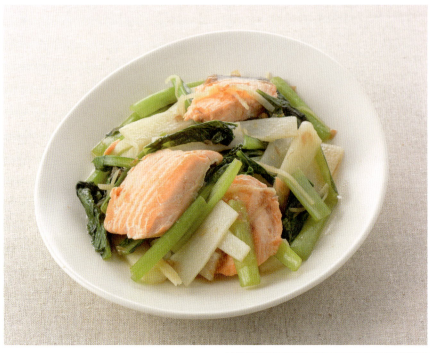

| 266 kcal | 食物繊維 2.0g | 塩分 1.2g | カルシウム 145mg |

さけと青菜のポン酢炒め

材料（1人分）

```
生ざけ……………………1切れ(70g)
小松菜……………………………70g
長いも……………………………50g
しょうが(せん切り)……………⅓かけ
Ⓐ[ 酒、だし汁、ポン酢しょうゆ
　　　　　　　　　　　各大さじ1
ごま油……………………………大さじ1
削り節……………………………適量
```

作り方

① 小松菜は3cm長さに切る。長いもは短冊切りにする。さけはひと口大に切る。
② フライパンにごま油としょうがを入れて弱火で熱し、香りが出たら中火にしてさけを加える。小松菜、長いもをさけにかぶせるように入れ、ふたをして2分ほど蒸し煮にする。
③ Ⓐを回しかけて水分を飛ばすように炒め、削り節を加えて全体を混ぜる。

胃を切除した人は、食事からカルシウムをしっかり補給する必要があります。
できれば、カルシウムの吸収を助けるビタミンDも一緒にとりましょう。

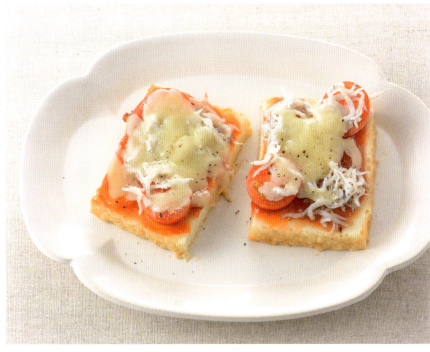

| 275 kcal | 食物繊維 1.4g | 塩分 1.1g | カルシウム 406mg |

厚揚げのチーズしらす焼き

材料（作りやすい分量・2人分）

- 厚揚げ……………………100g
- ピザ用チーズ………………20g
- しらす干し………………大さじ2
- ミニトマト…………………2個
- トマトケチャップ…………小さじ2
- オリーブオイル……………小さじ1
- 水……………………………大さじ1
- こしょう……………………少々

作り方

①厚揚げは熱湯を回しかけて油抜きをし、厚みを半分に切る。ミニトマトは半分に切る。

②オリーブオイルを熱したフライパンに厚揚げを並べ、ケチャップを均等に塗ってミニトマト、しらす、チーズをのせる。

③分量の水を回し入れてふたをし、2分蒸し煮にする。器に盛り、こしょうをふる。

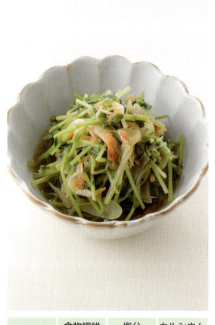
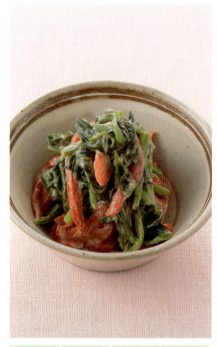

| 44 kcal | 食物繊維 2.2g | 塩分 1.4g | カルシウム 108mg |

| 103 kcal | 食物繊維 2.9g | 塩分 0.8g | カルシウム 40mg |

豆苗と桜えびの煮びたし

材料と作り方（1人分）

① 豆苗60gは4cm長さに切る。みょうが1個は斜め薄切りにする。
② 鍋にだし汁120㎖、めんつゆ大さじ1、桜えび大さじ1を入れて火にかけ、沸騰したら①を加えて5分煮る。

ほうれんそうの ピーナッツバターあえ

材料と作り方（1人分）

① パプリカ（赤）30gはせん切りにしてさっとゆでる。残ったゆで汁でほうれんそう60gをゆで、3cm長さに切る。
② ボウルにピーナッツバター、ポン酢しょうゆ各小さじ2を入れて混ぜ合わせ、①を加えてあえる。

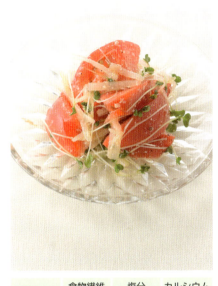

| 92 kcal | 食物繊維 1.9g | 塩分 1.0g | カルシウム 77mg |

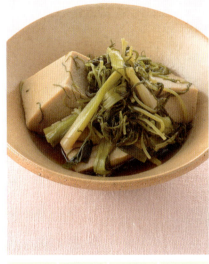

| 133 kcal | 食物繊維 1.9g | 塩分 2.1g | カルシウム 190mg |

トマトの
チーズドレッシング

材料と作り方（1人分）

①トマト1個はくし形切りにする。セロリ20gはせん切りにする。
②ボウルに粉チーズ小さじ2、オリーブオイル、レモン汁各小さじ1、塩、こしょう各少々を入れて混ぜ合わせ、①とブロッコリースプラウト8gを加えてあえる。

高野豆腐とおかひじきの
煮もの

材料と作り方（1人分）

①高野豆腐1枚はぬるま湯でもどし、水けをしぼって4等分に切る。おかひじき40g、小ねぎ3〜4本はそれぞれ3〜4cm長さに切る。
②鍋にだし汁180mℓ、みりん、しょうゆ各大さじ1、酒小さじ2を入れて火にかけ、沸騰したら①を加える。落としぶたをして7〜8分煮る。

不足しがちな栄養素を補う②
鉄の補給に役立つメニュー

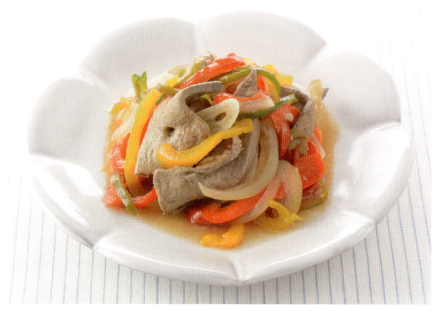

| 119 kcal | 食物繊維 1.5g | 塩分 1.0g | 鉄 6.7mg |

レバーと野菜のケチャップマリネ

材料（1人分）

- 鶏レバー……………………140g
- 玉ねぎ………………………¼個
- ピーマン……………………1個
- パプリカ（赤・黄）…………各¼個
- にんにく（薄切り）…………1片
- Ⓐ
  - 水………………………180㎖
  - 顆粒コンソメ…………小さじ½
  - トマトケチャップ……大さじ2
  - ウスターソース………小さじ1
  - ローリエ（好みで）……1枚

作り方

①レバーはひと口大に切り、牛乳（分量外）に30分ほど浸してから水洗いする。
②玉ねぎは薄切り、ピーマンとパプリカはせん切りにする。
③耐熱皿に②とにんにくを入れ、その上に水けをふいた①をのせる。混ぜ合わせたⒶを回しかけ、ふんわりとラップをかけて電子レンジで4分加熱する。
④全体を混ぜてラップをかけなおし、さらに2分加熱する。そのまま20分ほどおいて味をなじませる。

胃を切除した人は、貧血予防のために鉄の補給を心がけます。
ビタミンCも一緒にとると、鉄の吸収率が高まります。

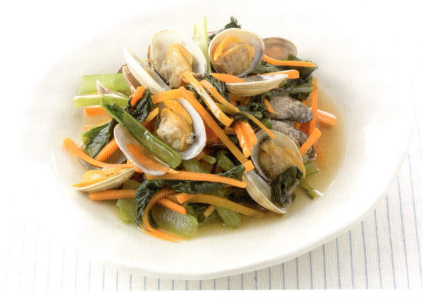

| 120 kcal | 食物繊維 1.9g | 塩分 2.2g | 鉄 3.7mg |

あさりと小松菜の酒蒸し

材料（1人分）

- あさり(殻つき)……………………120g
- 小松菜………………………………60g
- にんじん……………………………30g
- Ⓐ ┌ 酒……………………………大さじ3
  ├ 鶏ガラスープの素………小さじ⅓
  └ ポン酢しょうゆ……………小さじ2
- ごま油………………………………小さじ2

作り方

① あさりは塩水(分量外)につけて砂出ししておく。にんじんはせん切りにし、小松菜は3cm長さに切る。
② フライパンにあさりと野菜を入れ、Ⓐを回しかける。ふたをして火にかけ、沸騰してから3〜4分蒸し煮にする。
③ あさりの殻が開いたらごま油を回しかけ、全体を混ぜ合わせる。

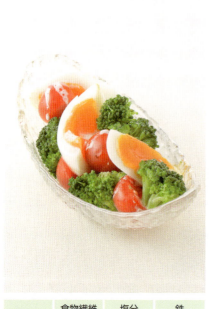
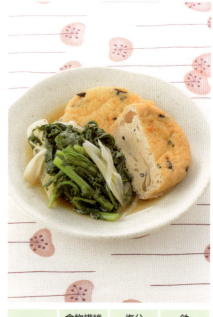

| 224 kcal | 食物繊維 3.9 g | 塩分 1.6 g | 鉄 2.0 mg |

| 198 kcal | 食物繊維 3.7 g | 塩分 2.4 g | 鉄 3.9 mg |

ブロッコリーとゆで卵のサラダ

材料と作り方（1人分）

①ブロッコリー80gは小房に分けてゆでる。ミニトマトは半分に切り、ゆで卵は四つ割りにする。
②器に①を盛り、フレンチドレッシング大さじ1、生クリーム小さじ2、塩、こしょう各少々を混ぜ合わせたものをかける。

がんもどきと春菊のしょうが煮

材料と作り方（作りやすい分量・2人分）

①がんもどき1個は熱湯を回しかけて油抜きし、半分に切る。春菊はさっとゆでて4cm長さに切る。長ねぎは斜め切りにする。
②鍋にだし汁180㎖、しょうがのすりおろし、酒、みりん、しょうゆ各小さじ2を入れて火にかける。沸騰したら①を入れ、落としぶたをして7～8分煮る。

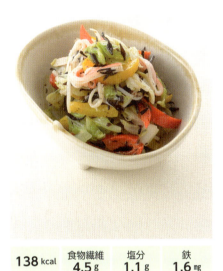
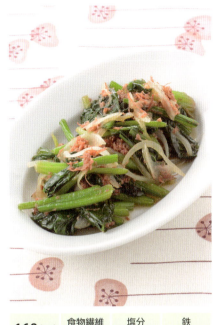

138 kcal	食物繊維 4.5g	塩分 1.1g	鉄 1.6mg

168 kcal	食物繊維 3.4g	塩分 1.1g	鉄 3.5mg

ひじきとパプリカの和風サラダ

材料と作り方（1人分）

①ひじき3gは水につけてもどし、水けをきる。キャベツ60g、パプリカ（赤・黄）各⅙個はせん切りにする。
②①を熱湯で30秒ほどゆで、ザルに上げる。
③ボウルに和風ドレッシング大さじ1、白練りごま小さじ2を入れて混ぜ合わせ、②とほぐしたかに風味かまぼこ2本を加えてあえる。

ほうれんそうのコンビーフ炒め

材料と作り方（1人分）

①ほうれんそう70gは3cm長さに切る。玉ねぎ¼個は薄切りにする。
②フライパンにコンビーフ30gを入れて火にかけ、ほぐれてきたら玉ねぎを加えて炒める。
③玉ねぎがしんなりしてきたらほうれんそうを加えて強火で炒め、中華風ドレッシング大さじ1を加えて水けを飛ばすように炒める。

エネルギー不足対策に!
間食におすすめ 市販のおやつ

アイスクリーム
1個(150ml)　144kcal

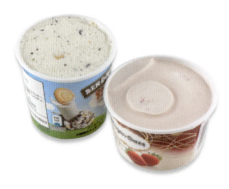

プリン
(カスタードプリンの場合)
1個　151kcal

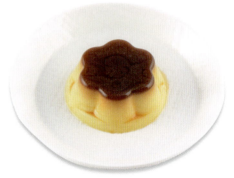

ビスケット
1枚　35kcal

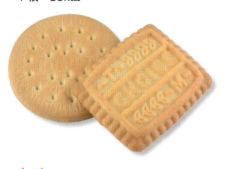

カステラ
1切れ　160kcal

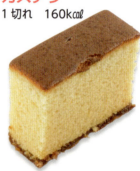

あめ
1個　12kcal

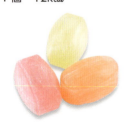

キャラメル
1個　17kcal

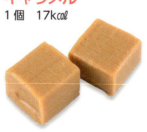

職場復帰をすると、こまめに食事をとることが難しくなります。
仕事の合間や休憩中に、簡単につまめるお菓子などでエネルギーを補給しましょう。

ミルクチョコレート
10g　56kcal

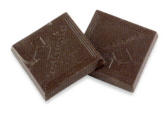

あんパン
1個　196kcal

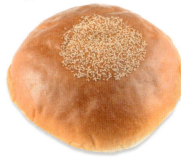

蒸しまんじゅう
1個　157kcal

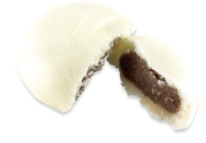

クリームチーズ
20g　69kcal

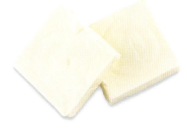

かりんとう
10本　176kcal

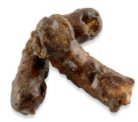

あられ
10個　30kcal

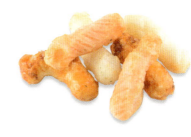

※ p52〜53に記載したエネルギー量は、写真の分量ではなく、一般的なものの目安量あたりの数値です。

化学療法中の おすすめレシピ

手術の前後に行われることがある化学療法中には、副作用による不調に悩まされることがあります。こうした時期には、「食べられるもの」を食べて、体力をキープすることが大切です。

化学療法中の**調理のヒント**

化学療法中に現れる不調は、人によって異なります。まずは本人の症状を正しく知り、食材選びや調理法を工夫していきましょう。

1 口内炎がつらいときは 刺激の少ないものを

熱いものや酸味のあるものを避ける。食べにくさから食欲が低下するので、エネルギーを補給できるものを。

2 味覚異常があるときは、おいしいと思えるものを

味を感じにくい、塩味や甘味を不快に感じるなど、症状に応じて、食べやすい味つけを工夫する。

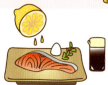

3 吐き気があるときは 水分の多いものが食べやすい

吐き気・嘔吐に悩まされるときは、水分が多くさっぱりしたものや、冷たいものがおすすめ。

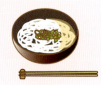

4 飲み込みにくいときは のどごしのよいものを

飲み込みにくい、むせやすいといった場合は、やわらかく調理し、とろみをつけるなどの工夫を。

5 下痢や便秘が見られるときは 食材選びや調理法を工夫

下痢の場合は胃腸を刺激しないもの、便秘の場合は腸内環境の改善に役立つものがおすすめ。

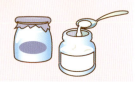

化学療法中の体調不良① 口内炎

やわらかく、水けのあるものを。熱いものは避けましょう。

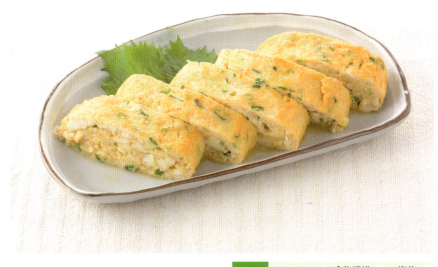

1人分 283kcal　食物繊維 0.7g　塩分 1.6g

豆腐入りだし巻き卵

材料（1人分）
- 卵 ……………………………… 2個
- 豆腐（木綿）………………… ⅓丁（100g）
- かに（缶詰）………………………… 30g
- 小ねぎ（小口切り）……………… 2〜3本
- Ⓐ
  - だし汁 ………………………… 大さじ2
  - かにの缶汁 …………………… 大さじ1
  - 酒 ……………………………… 小さじ1
  - 塩 ………………………………… 少々
- サラダ油 ………………………………… 適量
- 青じそ（飾り用・好みで）…………… 1枚

作り方
① ボウルに卵を入れて溶きほぐし、Ⓐを加えて混ぜる。軽く水けをきって手でくずした豆腐、かに、小ねぎも加えて混ぜる。
② 卵焼き器に油を熱し、キッチンペーパーで余分な油をふきとる。①の¼量を流し入れ、奥から手前へ巻く。
③ 2を奥へ移動させ、残りの卵液を3回に分けて流し入れて同様に巻く。
④ 冷ましてから食べやすく切り分け、青じそとともに器に盛る。

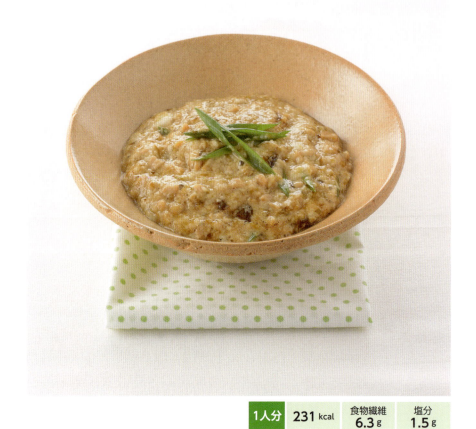

| 1人分 | 231 kcal | 食物繊維 6.3 g | 塩分 1.5 g |

とろろ納豆

材料（1人分）

- ひきわり納豆……………………1パック
- 山いも(すりおろす)………………80g
- のりの佃煮……………………大さじ1
- 小ねぎ……………………………2本
- A [だし汁……………………小さじ2
　　しょうゆ…………………小さじ½

作り方

① 小ねぎは斜め切りにし、飾り用に少量をとり分けておく。
② ボウルにのりの佃煮とAを入れて混ぜ合わせ、納豆、山いも、①を加えて混ぜる。
③ 器に盛り、飾り用の小ねぎをのせる。

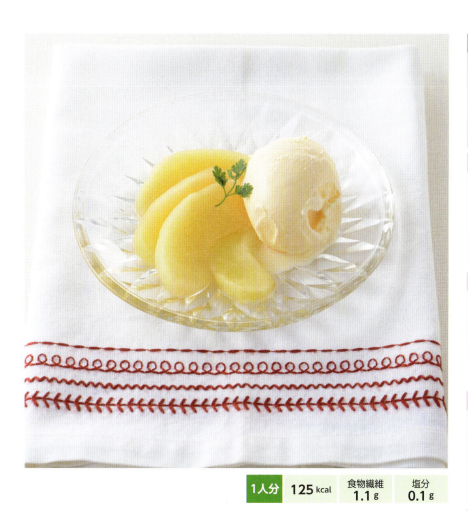

| 1人分 | 125 kcal | 食物繊維 1.1 g | 塩分 0.1 g |

りんごのコンポート

材料（作りやすい分量・2～3人分）

りんご……………………………… 1個
砂糖………………………………小さじ2
バニラアイスクリーム……………適量
チャービル(飾り用・好みで)………適量

作り方

① りんごは皮をむき、8等分に切る。むいた皮はとっておく。
② 耐熱容器にりんごとむいた皮を入れ、砂糖をふる。ふんわりとラップをかけ、電子レンジで2分加熱する。
③ いったん取り出し、全体を混ぜる。ラップをかけてさらに1分加熱し、取り出してそのまま冷ます。冷蔵庫でさらに冷やしてもよい。
④ 皮を除いてアイスクリームとともに器に盛り、好みでチャービルを飾る。

化学療法中の体調不良② 吐き気・嘔吐

冷たく、さっぱりして口当たりがよいものがおすすめ。

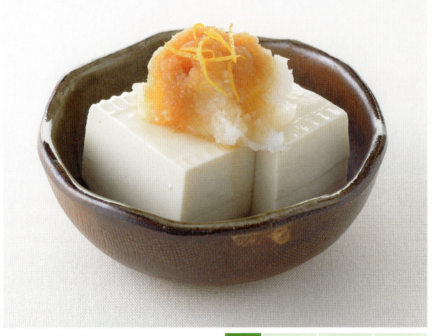

| 1人分 | 98 kcal | 食物繊維 1.1 g | 塩分 0.9 g |

ゆずおろしやっこ

材料 (1人分)

- 豆腐 (絹ごし) ……………… ½丁 (150g)
- 大根おろし ……………………… 40g
- しょうゆ、ゆず果汁 ………… 各小さじ1
- ゆずの皮 (好みで) ……………… 少々

作り方

① ボウルに軽く水けをきった大根おろしを入れ、しょうゆ、ゆず果汁を加えて混ぜる。
② 好みの大きさに切った豆腐を器に盛り、①をのせる。好みで、ゆずの皮のせん切りを添える。

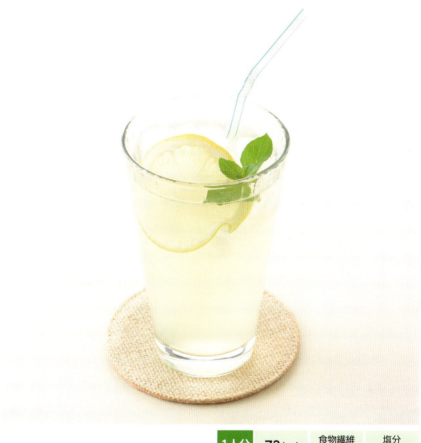

| 1人分 | 72 kcal | 食物繊維 0.2 g | 塩分 0 g |

ハニーレモネード

材料（1人分）

レモン汁……………………大さじ2
Ⓐ お湯………………………大さじ2
　 はちみつ……………………大さじ1
水、氷…………………………各適量
レモン、ミント（好みで）………各適量

作り方

①ボウルなどにⒶを入れ、よく混ぜてはちみつを溶かす。
②グラスに①とレモン汁を入れ、混ぜ合わせる。氷を入れて水を注ぎ、好みでレモンとミントを添える。

化学療法中の体調不良③ 味覚異常

味や香りを工夫して、少しでも食べやすく。

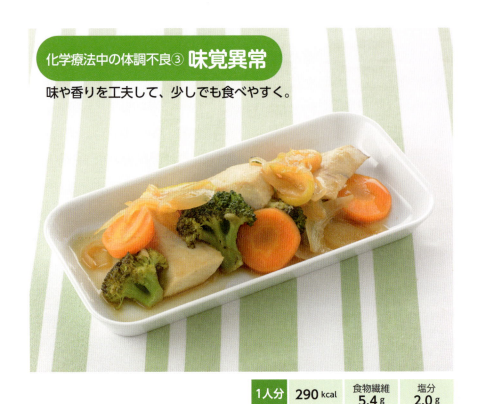

| 1人分 | 290 kcal | 食物繊維 5.4g | 塩分 2.0g |

塩味を不快に感じるときに
めかじきと野菜のレモンマリネ

材料（1人分）
- めかじき……………………1切れ(70g)
- 玉ねぎ………………………¼個
- にんじん……………………40g
- ブロッコリー………………60g
- レモン（輪切り）…………2〜3枚
- Ⓐ
  - オリーブオイル…………小さじ2
  - 酒……………………………大さじ1
  - 水……………………………¼カップ
- Ⓑ
  - レモン汁…………………大さじ2
  - みりん、しょうゆ………各大さじ1
- 小麦粉………………………適量

作り方
① 玉ねぎは薄切り、にんじんは輪切りにし、ブロッコリーは小房に分ける。めかじきはひと口大に切る。
② フライパンに①の野菜とレモンを入れ、その上に小麦粉をまぶしためかじきをのせる。
③ Ⓐを回しかけ、ふたをして6分蒸す。
④ 火を止めてⒷを回しかけ、全体を混ぜる。バットなどに移し、30分ほどおいて味をなじませる。

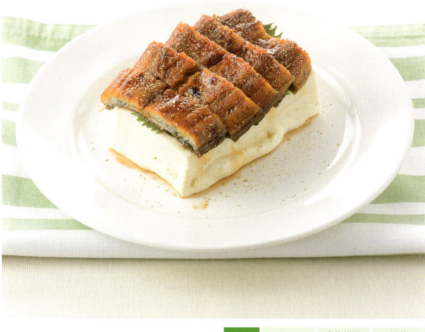

1人分 330 kcal　食物繊維 1.0g　塩分 1.2g

塩味を不快に感じるときに

豆腐とうなぎの香り蒸し

材料（1人分）

豆腐（木綿）……………⅔丁（200g）
うなぎのかば焼き………………60g
青じそ……………………………2枚
酒…………………………大さじ1
小麦粉、かば焼きのたれ、粉山椒
　………………………………各適量

作り方

①かば焼きは1cm幅に切る。

②耐熱皿に豆腐をのせ、上に軽く小麦粉をふる。青じそ、かば焼きの順にのせて酒を回しかけ、ふんわりとラップをかけて電子レンジで3分加熱する。

③器に盛ってたれをかけ、粉山椒をふる。

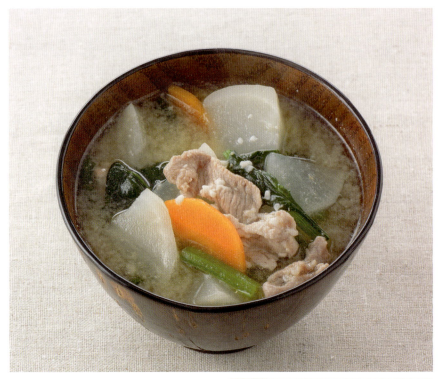

| 1人分 | 235 kcal | 食物繊維 3.5g | 塩分 3.3g |

甘味を不快に感じるときに
具だくさんみそ汁

材料（1人分）

- 大根……………………………40g
- かぶ（根）……………………1個
- にんじん………………………25g
- ほうれんそう…………………25g
- 豚こま切れ肉…………………40g
- Ⓐ ┌ だし汁…………………280㎖
  │ 酒……………………小さじ2
  └ みりん………………小さじ½
- ごま油…………………小さじ2
- 塩こうじ、みそ………各小さじ2

作り方

①大根はいちょう切り、にんじんは半月切り、かぶは乱切りにし、ほうれんそうは3㎝長さに切る。
②鍋にごま油を熱し、ほうれんそう以外の①と豚肉を炒める。野菜がしんなりしてきたらⒶを加え、沸騰したらアクをとってほうれんそうを加える。
③8分煮て、塩こうじ、みそを溶き入れる。

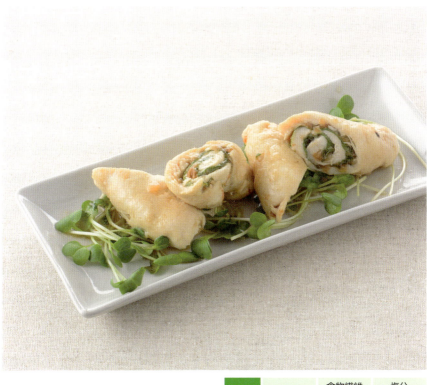

| 1人分 | 229 kcal | 食物繊維 0.8g | 塩分 2.0g |

味を感じにくいときに
ささみの梅じそ巻きソテー

材料（1人分）

鶏ささみ	小2本
青じそ	4枚
貝割れ大根	15g
梅干し	1個
みりん	小さじ1
Ⓐ 酒、水、和風ドレッシング	各大さじ1
サラダ油	小さじ2
小麦粉	適量

作り方

① 梅干しは種をとって細かくたたき、みりんと混ぜ合わせる。
② ささみはスジをとって観音開きにし、たたいて薄くのばす。片面に①を塗って青じそをのせて巻き、表面に小麦粉をまぶす。
③ フライパンにサラダ油を熱し、②を入れて転がしながら焼く。Ⓐを加え、ふたをして2分蒸し焼きにする。
④ ③を食べやすく切って貝割れ大根とともに器に盛り、フライパンに残った焼き汁をかける。

化学療法中の体調不良④ 口の中が渇く

汁ものなど、水けのあるものを中心に。

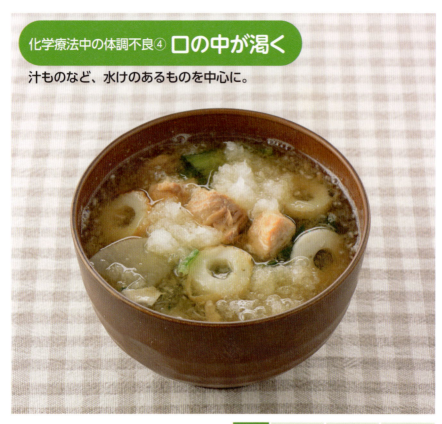

| 1人分 | 150 kcal | 食物繊維 2.3g | 塩分 2.2g |

口の中が渇くときに
さけのみぞれ汁

材料（1人分）
- さけ（缶詰）……………………50g
- 大根………………………………150g
- チンゲン菜………………………30g
- ちくわ……………………………1本
- Ⓐ
  - だし汁…………………………180mℓ
  - 酒………………………………小さじ2
  - しょうゆ………………………大さじ1

作り方
① 大根は⅓量をいちょう切りにし、残りはすりおろす。チンゲン菜は1cm幅に切り、ちくわは輪切りにする。
② 鍋にⒶと汁けをきったさけ、いちょう切りの大根を入れて火にかけ、沸騰してから5分煮る。ちくわとチンゲン菜を加え、さらに2分煮る。
③ 軽く水けをきった大根おろしを加え、温める。

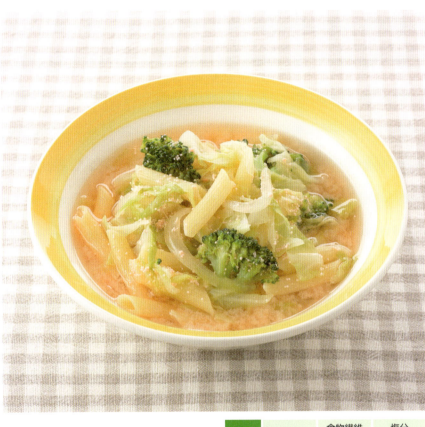

| 1人分 | 402 kcal | 食物繊維 5.7g | 塩分 2.6g |

口の中が渇くときに

たらこと野菜の スープペンネ

材料（1人分）

ペンネ（早ゆでタイプ）	30g
たらこ	60g
キャベツ	60g
玉ねぎ	¼個
ブロッコリー	50g
オリーブオイル	小さじ2
Ⓐ　水	1カップ
顆粒コンソメ	小さじ½
バター	小さじ1

作り方

① キャベツはざく切り、玉ねぎは薄切りにする。ブロッコリーは小房に分ける。たらこは薄皮をとり除く。
② 鍋にオリーブオイルを熱し、①の野菜を炒める。しんなりしてきたらⒶを加え、沸騰したらペンネを加えて混ぜながら5分煮る。
③ たらこ、バターを加えて火を止め、全体を混ぜる。

化学療法中の体調不良⑤ 飲み込みにくい・むせやすい

汁ものにとろみをつけて、飲み込みやすく。

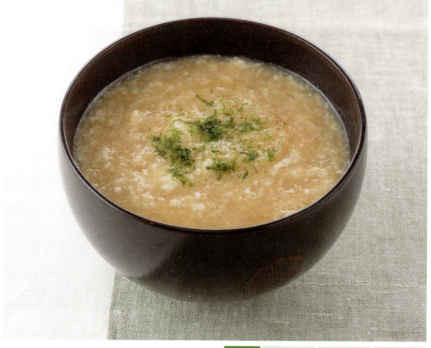

| 1人分 | 115 kcal | 食物繊維 2.9g | 塩分 2.0g |

かぶととろろのお吸いもの

材料（1人分）
- かぶ（根）……………………1個
- 山いも…………………………70g
- Ⓐ ┌ だし汁……………………1カップ
　　└ 酒、しょうゆ…………各小さじ2
- 青のり……………………………少々

作り方
① かぶ、山いもは、それぞれすりおろす。
② 鍋にⒶとかぶを入れて火にかけ、沸騰してから2分煮る。山いもを加えて温める。
③ 器に盛り、青のりをふる。

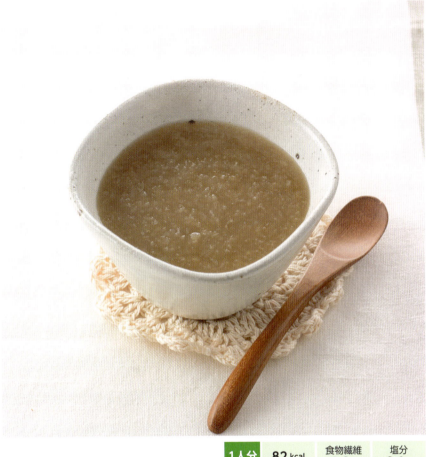

| 1人分 | 82 kcal | 食物繊維 1.2g | 塩分 0.1g |

黒糖くず湯

材料（1人分）

- れんこん……………………60g
- Ⓐ
  - 黒糖……………………大さじ1
  - くず粉…………………小さじ1
  - 水………………………½カップ

作り方

① れんこんはすりおろす。
② 鍋にⒶを入れて混ぜ、黒糖とくず粉がとけたら①を加える。
③ ②を混ぜながら加熱し、とろみがついてきたら火をやや弱めて1分煮る。

化学療法中の体調不良⑥ 下痢

腸を刺激しないものを少量ずつ食べるのが基本。

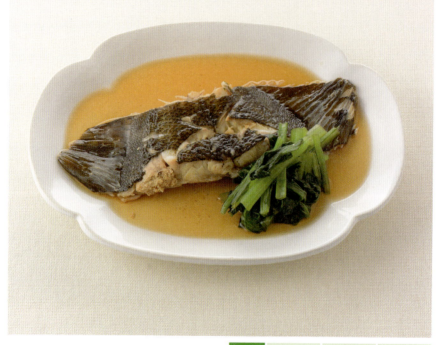

| 1人分 | 122 kcal | 食物繊維 0.9g | 塩分 2.9g |

カレイの煮つけ

材料（1人分）

カレイ	1切れ
小松菜	40g
しょうが（薄切り）	½かけ
A ┌ 水	180mℓ
├ 酒	大さじ2
└ みりん、しょうゆ	各大さじ1

作り方

① カレイは皮目に切れ目を入れ、熱湯を回しかけておく。小松菜は3～4cm長さに切る。
② 小さめのフライパンにⒶとしょうがを入れて火にかけ、沸騰したらカレイを加える。落としぶたをして5分煮る。
③ 小松菜を加え、落としぶたをして3分煮る。

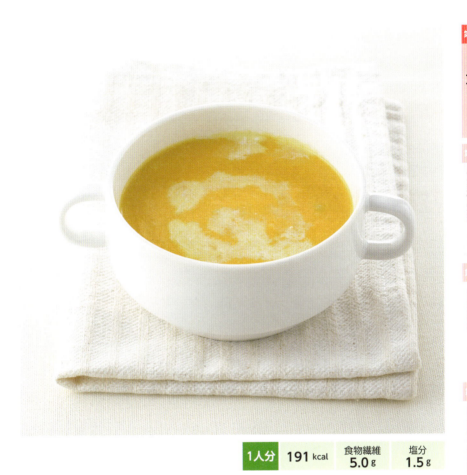

| 1人分 | 191 kcal | 食物繊維 5.0g | 塩分 1.5g |

かぼちゃのポタージュ

材料（1人分）

- かぼちゃ……………………120g
- 玉ねぎ………………………¼個
- Ⓐ [水……………………120mℓ
  顆粒コンソメ…………小さじ½]
- 牛乳…………………………80mℓ
- 塩、こしょう………………各少々

作り方

① かぼちゃは種とワタをとり、皮をむいてひと口大に切る。玉ねぎはすりおろす。
② 鍋に①とⒶを入れ、沸騰してきてから7～8分煮る。かぼちゃが十分にやわらかくなったら、フォークなどでつぶす。
③ 牛乳は大さじ1程度を仕上げ用に取り分けておき、残りを②に加える。温まったら塩、こしょうで味をととのえる。
④ 器に盛り、仕上げ用の牛乳を回し入れる。

化学療法中の体調不良⑦ 便秘

腸内環境を整えるのに役立つ食材をとり入れて。

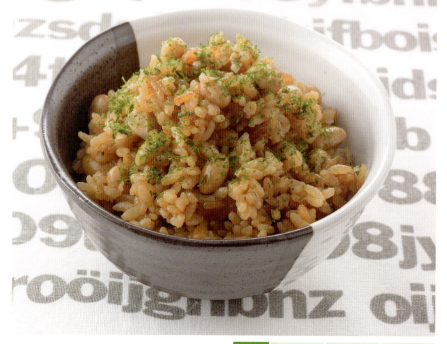

| 1人分 | 254 kcal | 食物繊維 3.3 g | 塩分 1.2 g |

蒸し大豆の炊き込みごはん

材料（作りやすい分量・約3人分）

- 米 …………………………… 1合
- 大豆水煮（缶詰またはドライパック）
  …………………………… 100g
- だし汁 ………………………… 180㎖
- Ⓐ ┌ 酒 ……………………… 大さじ½
  └ しょうゆ ………………… 大さじ1
- 青のり ………………………… 少々

作り方

①といだ米とだし汁を炊飯器の内釜に入れ、30分ほど浸水させる。
②Ⓐを加えて混ぜ、大豆を入れて炊く。
③全体を混ぜ合わせて器に盛り、青のりをふる。

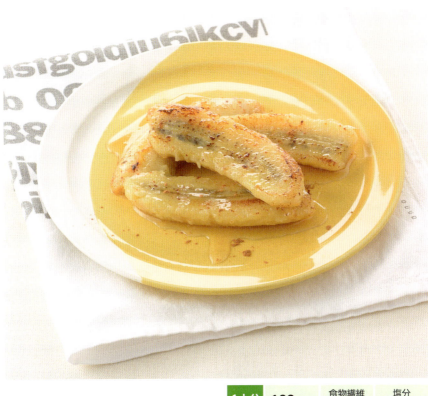

| 1人分 | 189 kcal | 食物繊維 1.1 g | 塩分 0.2 g |

焼きバナナ

材料（1人分）
バナナ……………………………1本
バター、はちみつ……………各小さじ2
シナモンパウダー(好みで)…………少々

作り方
①バナナは長さ、幅をそれぞれ半分に切る。
②フライパンにバターを熱し、①を強火でソテーする。
③器に盛ってはちみつをかけ、好みでシナモンパウダーをふる。

> 毎日の暮らしの見直しに役立つ！

がんを防ぐための新12カ条

「がんを防ぐための新12カ条」は、現時点で科学的に認められている証拠や、日本人を対象とした調査に基づいてまとめられたもの。がんの予防だけでなく、再発などを防ぐための生活習慣づくりにも役立ちます。

1. たばこは吸わない
2. 他人のたばこの煙をできるだけ避ける
3. お酒はほどほどに
4. バランスのとれた食生活を
5. 塩辛い食品は控えめに
6. 野菜や果物は不足にならないように
7. 適度に運動
8. 適切な体重維持
9. ウイルスや細菌の感染予防と治療
10. 定期的ながん検診を
11. 身体の異常に気がついたら、すぐに受診を
12. 正しいがん情報でがんを知ることから

（国立がん研究センターがん予防・検診研究センター）

第2章

胃がん・食道がんの基礎知識

胃がん・食道がんの基礎知識
胃がん・食道がんの最近の傾向

がんを発症する人の割合は年々増加傾向にありますが、発症のリスクとなる原因への対策がとられたことで胃がんで亡くなる人は減少しています。

●胃がんは発症する人が圧倒的に多い

　がんを発症した人の人数を部位別にみてみると、男性の場合、最も多いのが胃がんです（2016年）。女性の場合も、乳がん、大腸がんに次いで多く、決して侮れないがんであることがわかります。

　男性の場合は50代から、また、女性の場合は30代後半から増加し始め、高齢になるにつれて発症する人の割合は急増していきます。

　そのいっぽうで、近年、胃がんで亡くなる人の数は、男女とも減少しています。これは、胃がんの原因の1つである**ピロリ菌**（**ヘリコバクター・ピロリ**）の除菌治療が保険の適用となり、治療する人が増加したためであると考えられます。

　ピロリ菌は、衛生状態のよくない地域で飲料水などから感染することがあり、日本では60歳以上の6〜7割が感染しているとみられます。ピロリ菌の感染者は感染していない人に比べて胃がんになる危険性が5倍になるという報告もあり、除菌治療が重視されています。

●食道がんは女性よりも男性が多い

　がんを発症した人全体の割合からみれば、食道がんの割合はそれほど多くありません。しかし、男女とも、食道がんを発症する人は年々増加しており、特に男性の場合、部位別でみると第6位に上昇しています（2016年）。

　年代別では、女性が50代から微増するのに対し、男性は50代から増加し始め、70代前半まで増加の一途をたどります。これは、**男性の喫煙率が女性の約3倍**も高いことに原因があると考えられます。

　そのいっぽうで、ここ数年、食道がんで亡くなる人の割合は、わずかながら減少しています。

がんの発症が多い部位

	1位	2位	3位	4位	5位	6位
男性	胃	前立腺	大腸	肺	肝臓	食道
	92,691	89,717	89,641	83,790	28,480	21,431
女性	乳房	大腸	胃	肺	子宮	悪性リンパ腫
	94,848	68,476	41,959	41,634	28,076	15,945

※厚生労働省「全国がん罹患数 2016年速報」より作成（※大腸は結腸と直腸の合計）

胃がんと食道がんの死亡率の推移

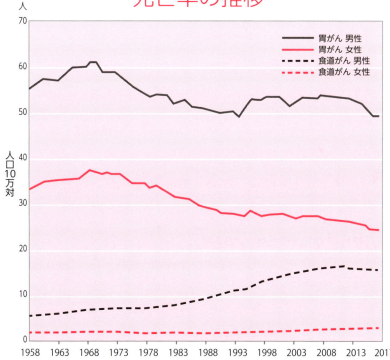

※国立がん研究センター　がん対策情報センター「がん登録・統計」より作成

胃がん・食道がんの基礎知識
胃がん・食道がんが発生するしくみ

がんが、細菌やウイルスが体内に入って発症するほかの病気と決定的に異なるのは、自分の体内で発生する病気であるという点です。

●がんは細胞分裂の途中で発生する

　人間の体は1個の受精卵が分裂と増殖をくり返して、約60兆個の細胞からつくられています。胃や食道などの細胞も元は1つの細胞で、それぞれ専用の細胞として形成された（分化）ところで細胞の分裂が停止します。

　細胞の分裂は、内部にある遺伝子の働きによって停止や再生が図られますが、その遺伝子の一部が傷ついて異常な細胞が増殖することでがん細胞が発生します。

●がん細胞が限りなく増殖する理由

　細胞分裂に関する遺伝子には、分裂を促す遺伝子と分裂を抑える遺伝子がそれぞれ多数存在しています。これらがバランスをとって細胞分裂をコントロールしているのですが、遺伝子が傷つくことで細胞は限りなく分裂し続けることになります（がん遺伝子）。

　また、分裂を抑える遺伝子（がん抑制遺伝子）が機能しなくなり、がん細胞がさらに増殖することになります。

●がん（悪性腫瘍）のやっかいな特徴

　がん（悪性腫瘍）には、自律性増殖、浸潤・転移、悪液質という3つの特徴があります。

　先に説明したように、がん細胞は、正常な細胞分裂を無視して、勝手に増殖をし続けます（自律性増殖）。そして、しみ出るように周囲の臓器に広がったり（浸潤）、離れたところに新しいがん組織をつくったり（転移）します。さらに、他の正常な組織が摂取するはずの酸素や栄養までも奪い（悪液質）、体を衰弱させてしまいます。

がんの発生と進行のしくみ

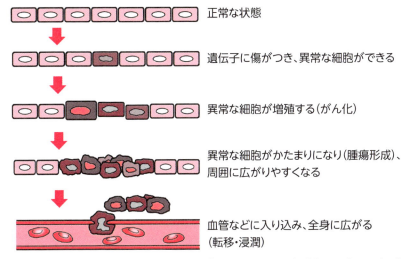

※国立がん研究センター　がん情報サービスHPより作成

細胞ががん化する遺伝子の作用

がん遺伝子の活性化

何らかの原因で、遺伝子の一部に傷がつくことで、細胞の増殖が止まらなくなり、がん化する

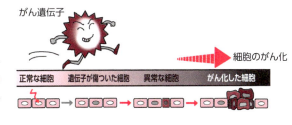

がん抑制遺伝子の不活性化

がん抑制遺伝子が働かなくなることで、がん遺伝子が活性化し、細胞ががん化する

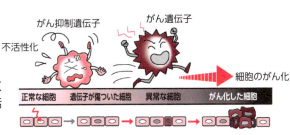

※国立がん研究センター　がん情報サービスHPより作成

胃がんの知識

胃がんとはどんな病気か？

胃がんには発生しやすい場所とそうでない場所があります。発生しても自覚症状がないため検診で見つかることも少なくありません。

●胃がんにはできやすい場所がある

　胃がんは、胃の壁の内側を覆う粘膜の細胞ががん化し、増殖することで発生します。

　胃は、食道からつながる上部から、胃底部（いていぶ）、胃体部（いたいぶ）、幽門前庭部（ゆうもんぜんていぶ）の３つに大別されますが、胃がんのできやすさは場所によって異なります。日本人の場合、胃がんの約４割が下部の幽門前庭部に発生します。これは、ピロリ菌が主に幽門前庭部の粘膜にすみついていることが原因であるという説もあります。

●胃がんの発生リスクを高める要因

　胃がんは、慢性胃炎を起こしている粘膜ががん化することで発生しやすいと考えられています。塩分の多い食事や喫煙、ストレスがよくないといわれるのは、これらが慢性胃炎の危険因子であるからです。

　また、ピロリ菌も胃炎などの原因となります。

　ピロリ菌によって胃がんが発生するしくみはまだ明確になっていませんが、幼児期に親から経口感染し、それが高齢になってから発症するとみられます。しかし、ピロリ菌がいても必ず胃がんになるわけではなく、発症者は１％に満たないといわれています。

●無症状でも胃がんができている場合もある

　胃がんには特有の症状がありません。がんが発生した部分に炎症や潰瘍ができることで胃の不調が現れるため、早期には自覚症状がなく、進行しても症状が現れないこともあります。一時的な痛みでも胃の調子が悪かったら、まず受診することが早期発見につながります。

胃の構造

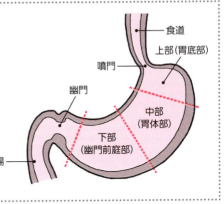

噴門
胃の入り口で、食べものが胃に入るときだけ開く。それ以外は、食道への逆流を防ぐために閉じている。

幽門
十二指腸につながる胃の出口。通常は閉じていて、胃の中の食べものを十二指腸に送るときに開く。

胃がんの主な症状

初期にみられる症状	進行とともにみられる症状
食後や空腹時に一時的に現れる → 持続的に症状が現れる ・胃(みぞおち)の痛み ・膨満感や不快感 ・胃もたれや胸やけ ・吐き気や嘔吐	・食欲不振 ・食べものが胃のあたりでつかえる感じ ・貧血(めまいやふらつき) ・動悸や息切れ ・吐血や下血(便が黒くなる)

自覚症状がないため、検査で見つかることもある

胃がん特有の症状がなく、がんに伴う炎症や潰瘍の症状として現れる

早期はほとんど自覚症状がなく、進行しても症状が現れないこともある

胃がんの知識
胃がんの発生と進行のしかた

がん細胞は、発生した場所で増殖して大きくなるだけでなく、胃から離れた場所にも新たながん（病巣）を発生させます。

●がんは胃壁の深い層へと進行していく

　胃の壁は、内側から、粘膜、粘膜下層、固有筋層、漿膜下層、漿膜という5層からできています。

　がん細胞が発生するのは最も内側の粘膜で、がん化が進むと外側の層へと増殖していきます。がんがどのくらい深く潜っているか（深達度）によって、がんが粘膜下層にとどまっているうちを early がん、固有筋層より深く入り込んでいる場合を 進行がん といい、実際のがんの進行度を分類するときの1つの目安となります。

●胃がんが転移しやすい場所

　胃の粘膜で発生したがんは、進行すると漿膜の外側まで達して周囲の臓器などに広がっていったり（浸潤）、リンパ液や血液の流れにのって離れた臓器などで増殖したりします（転移）。

　胃がんの場合、転移しやすい3つの場所があります。

①リンパ節転移

　がんがリンパ管に入り、リンパ節に転移します（リンパ行性転移）。はじめのうちは胃に接したリンパ節に転移しますが、進行すると胃に栄養を供給する血管に沿ったリンパ節や遠くのリンパ節にも転移します。

②肝転移

　がんが血管に入り、肝臓や肺などに転移します（血行性転移）。特に肝臓は、胃から流れ出た血液がすべて流れ込むため転移しやすくなります。

③腹膜転移

　漿膜を破ったがんが種を撒いたように広がり（腹膜播種性転移）、腹膜に病巣をつくります。

胃壁の構造と胃がんの進み方

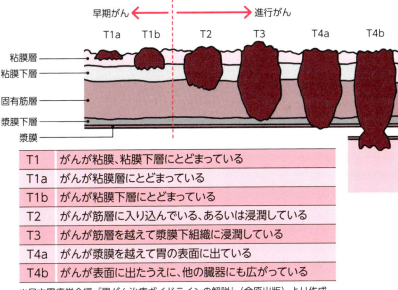

T1	がんが粘膜、粘膜下層にとどまっている
T1a	がんが粘膜層にとどまっている
T1b	がんが粘膜下層にとどまっている
T2	がんが筋層に入り込んでいる、あるいは浸潤している
T3	がんが筋層を越えて漿膜下組織に浸潤している
T4a	がんが漿膜を越えて胃の表面に出ている
T4b	がんが表面に出たうえに、他の臓器にも広がっている

※日本胃癌学会編『胃がん治療ガイドラインの解説』(金原出版) より作成

胃がんの3大転移

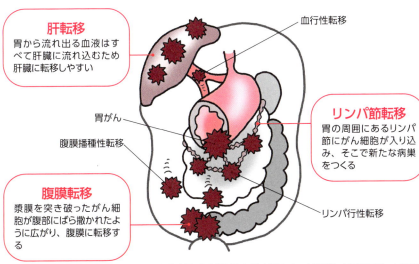

※日本胃癌学会編『胃がん治療ガイドラインの解説』(金原出版) より作成

胃がんの知識

胃がんにはどんな種類があるか

胃がんは、その形や細胞の性質などによっていくつかの分類のしかたがあり、一般的にその分類に従って治療法が選択されます。

●見た目の形態での分類のしかた

　胃がんを見た目の形態で分類するのが、肉眼的分類です。

　０型から５型に大別され、０型が早期がん、それ以上に進行したⅠ〜Ⅴ型が進行がんに分類されます。

　０型は、隆起したり陥没したりと形状はさまざまですが、いずれも胃の粘膜または粘膜下層の範囲にとどまっている表在型です。

　いっぽう進行がんには、明瞭に盛り上がった腫瘤型（Ⅰ型）、潰瘍のように組織が欠損していて、周囲の正常な組織との境界が明瞭な潰瘍限局型（Ⅱ型）と、境界が不明瞭な潰瘍浸潤型（Ⅲ型）、周囲との境界が不明瞭で隆起もしていないびまん浸潤型（Ⅳ型）、これらのどの型にも当てはまらないⅤ型があります。

●がん細胞の組織の性質での分類のしかた

　がん細胞の性質で分類するのが、組織型分類です。

　胃の粘膜は、粘液を分泌する微細なチューブ状の構造（腺管）で形成されていますが、胃がんの９割以上を占める腺がんは、この腺管に似た構造をつくりながら増殖していきます。

　その際、より完成度の高い腺管をつくるがんを分化型がん、明確な腺管をつくらないがんを未分化型がんといいます。

　分化型がんは、成長もゆっくりで、胃壁の細胞と似ていて見つけやすいという特徴があります。

　未分化型がんは、増殖の速度が速いうえ、まわりの組織に浸潤しやすく、がん組織から剥がれ落ちた一部が血流にのって全身を移動し、転移した先でさらに増殖します。そのため、悪性度が高いがんであるといえます。

がんの見た目の形態で分類する（肉眼的分類）

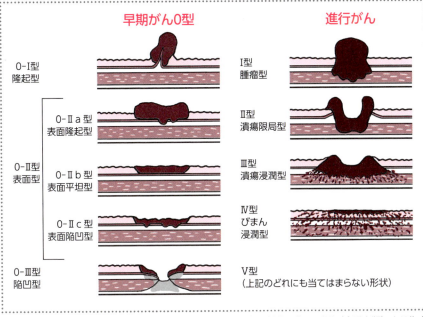

※日本胃癌学会編『胃癌取扱い規約 第14版』（金原出版）より作成

がん細胞の組織の性質で分類する（組織型分類）

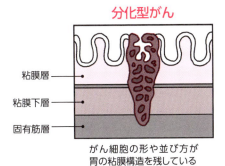

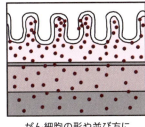

※国立がん研究センター　がん情報サービスHPより作成

食道がんの知識

食道がんとはどんな病気か？

食道は、重要な臓器や背骨に囲まれた管状の臓器です。早期がんでは症状が現れないため、進行して他臓器に転移しないよう定期検査が大切です。

●食道の構造と働き

　食道は、咽頭（のど）と胃の間をつなぐ管状の臓器で、気管、心臓、大動脈、肺などの臓器や背骨に囲まれています。成人の食道の長さは約25cm程度で、管が広がったときの直径は約2〜3cm、壁の厚さは約4mmです。この中を、液体なら約1秒で、個体の食物でも5〜7秒で胃に送られていきます。このとき、粘膜が粘液を出し、食道の壁をつくる筋肉が上から下へと収縮をくり返して胃へと送り込みます（蠕動運動）。

　食道と胃の境目には噴門があります。噴門は、食物が胃に送られるとき以外は閉じており、胃の中のものが逆流するのを防いでいます。

●食道がんができやすい場所

　食道は、入り口から約3cmを頸部食道、その下から横隔膜までの約20cmを胸部食道、横隔膜の下から噴門までの約2cmを腹部食道と呼びます。また、胸部食道は、上部（約6cm）、中部（約8cm）、下部（6cm）に分かれます。

　日本食道学会の全国調査（2008年）によれば、食道がんが最もできやすいのは胸部中部食道で約半数を占めています。次いで胸部下部食道と胸部上部食道で約4割を占め、残りの約1割が腹部食道と頸部食道です。

●早期の食道がんはほとんど症状がない

　早期の食道がんは、ほぼ症状がありません。しかし、飲み込みにくさを感じる頃にはがんが進行していることもあります。喫煙や多量のアルコール摂取、フラッシング(少量の飲酒で顔面紅潮)、頭頸部がんの既往があるなどリスクの高い人は、早期のうちに治療ができるよう、定期検査を受けることが大切です。

食道の部位による分類

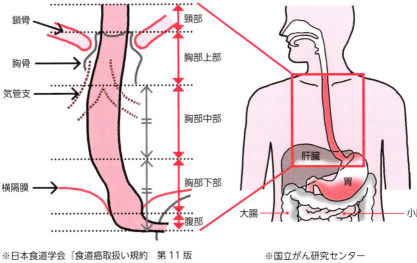

※日本食道学会『食道癌取扱い規約 第11版(2015年10月)』(金原出版)より作成

※国立がん研究センター がん情報サービスHPより作成

食道がんの主な症状

早期がん
- ほとんど自覚症状がない
- 人によっては胸に違和感が現れる
  ・飲食物を飲み込んだときに胸の奥がチクチク痛む
  ・熱いものを飲み込むとしみる感じがする

→

進行がん
- 食道内が狭くなることで、飲食物がつまりやすくなる
- がんが大きくなって食道をふさぎ、水も通らなくなって、体重が減る

→

転移がん
- がんが周囲の臓器に広がることで、胸の奥や背中に痛みを感じる
- 気管や気管支に転移すると、咳が出る
- 声帯を調整する神経に転移すると、声がかすれることがある

食道がんの症状はほかの臓器の病気でも現れるのでこれらの症状があるときは食道も検査する

食道がんの知識
食道がんの発生と進行のしかた

食道がんは、食道の構造上、他の臓器にも広がりやすく、また同時期に別のがんを併発しやすい性質をもっています。

●食道がんは浸潤と転移を起こしやすい

　食道の壁は、内側から、粘膜、粘膜下層、固有筋層、外膜で構成されています。

　食道がんは、食道の内側を覆っている粘膜の表面に発生し、食道の壁の外側へと大きくなっていきます。粘膜内にとどまっているがんを早期食道がん、粘膜下層にとどまっているものを表在食道がん、それより深く潜り込んでいるがんを進行食道がんと呼びます。

　食道がんが進行すると、食道の壁の外膜から近接する気管や大動脈などに直接広がっていきます（浸潤）。食道壁は4mmと薄いうえ、外膜は、他の臓器の外側を覆う漿膜と異なってもろいため、周辺の組織に広がりやすいという性質があります。

　また、粘膜下層にある無数のリンパ管や血管にがんが侵入すると、リンパ液や血液の流れにのって離れたところのリンパ節や他の臓器にがんをつくります（転移）。固有筋層より深くがんが潜り込んだ場合、リンパ節転移を起こす確率は50％を超えるといわれています。

●食道がんに多い多発性がんと重複がん

　食道がんは、必ずしも1カ所だけにできるわけではなく、食道内にいくつもできることがあります。同時に発生する場合を同時性多発がん、治療後に別の場所で見つかった場合を異時性多発がんと呼びます。

　また、食道がんと同時または前後して他の臓器にがんが見つかることもあります。これは転移ではなく、それぞれ別のがんが発生したものです（重複がん）。食道がんの主な原因である喫煙や飲酒などが他の臓器にも同じような影響を与えているからであると考えられています。

食道がんの深さ(深達度)からみた進行のしかた

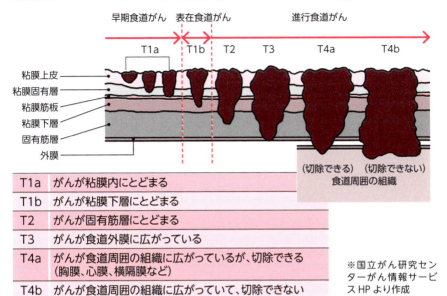

食道がんの転移と重複がん

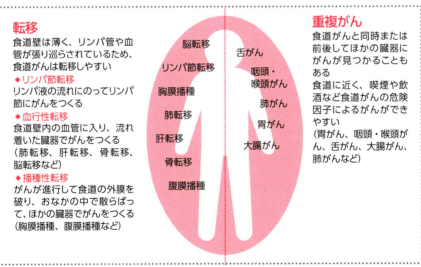

食道がんの知識
食道がんにはどんな種類があるか

食道がんは食道のどのような細胞に発生するかで2つのタイプに分けられます。これらは一般的に、発生する場所も性質も異なります。

●食道がんはがん化する細胞によって2つのタイプがある

　食道がんを組織型で分類すると、扁平上皮がんと腺がんに分けられます。
　扁平上皮がんは、粘膜上皮を構成する薄くて平たい形をした扁平上皮細胞ががん化したもので、日本人の食道がんの約90％がこのタイプです。食道の上部や中央部に多くみられますが、食道に沿ってどこにでもできやすく、腺がんよりも増殖のスピードが早いという特徴があります。
　腺がんは、粘液などを分泌する腺細胞ががん化するもので、胃の付近の食道下部に発生しやすいがんです。扁平上皮がんと比較すると圧倒的に少数ですが、ここ10年近く増加傾向にあります。

●食道がんの原因はタイプによって異なる

　食道がんを引き起こす原因は、扁平上皮がんと腺がんで異なります。
　扁平上皮がんの場合、主な要因は喫煙と飲酒です。喫煙と飲酒の習慣がまったくない人に比べ、1日にたばこを20本以上毎日吸い、なおかつ1.5合以上の飲酒を毎日行う人では、食道がんが発生するリスクが33倍になるという調査結果 (愛知県がんセンターHP「食道がんに対する飲酒・喫煙習慣の影響」より) もあります。
　たばこに発がん性物質が含まれていることはよく知られていますが、飲酒によって体内にもアセトアルデヒドという発がん性物質が生じます。この成分を分解する酵素が生まれつき活性化しにくい人 (飲酒ですぐに顔が赤くなる人) は、食道がんの発生リスクが高くなることがわかっています。
　また、腺がんの場合は、欧米型の食事や肥満などの生活習慣が影響して起こる逆流性食道炎などが関わっています。近年、腺がんが増加しているのもこれらが起因していると考えられます。

食道がんの2つのタイプ

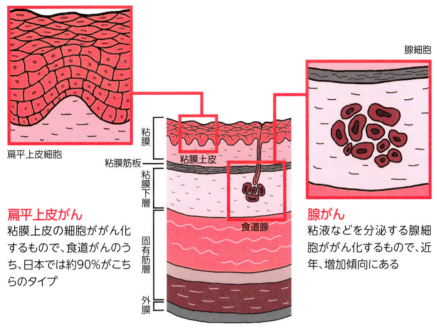

扁平上皮細胞

扁平上皮がん
粘膜上皮の細胞ががん化するもので、食道がんのうち、日本では約90％がこちらのタイプ

腺細胞

腺がん
粘液などを分泌する腺細胞ががん化するもので、近年、増加傾向にある

粘膜／粘膜筋板／粘膜下層／固有筋層／外膜
粘膜上皮／食道腺

	扁平上皮がん	腺がん
発生する組織	粘膜上皮を構成する薄くて平坦な細胞（扁平上皮細胞）に発生する	粘膜下層にあって、粘液などの体液を分泌する細胞（腺細胞）に発生する
発生しやすい部位	食道の上部および中央部に多く発生するが、食道に沿ってどこにでも発生する可能性がある	胃の付近の食道下部に発生しやすい
がんの原因となり得るもの	喫煙 飲酒 フラッシング（飲酒で顔が赤くなる体質） 非常に熱い飲み物 食道アカラシア 腐食性食道炎 胸部への放射線治療歴 白板症 パピローマウイルス感染 N-ニトロソアミン	胃食道逆流症 バレット食道 逆流症状 肥満 喫煙 欧米型の食事 胸部への放射線治療歴 抗コリン薬の内服 家族歴（まれ） ピロリ菌陰性

※公益財団法人　がん研究会HPより作成

食道がんの知識
食道がんの原因となるバレット食道とは

食道がんの原因はさまざまですが、前がん病変（がんを発生しやすい組織に変化したもの）として注目されるのがバレット食道です。

●逆流性食道炎が食道の粘膜を傷つける

バレット食道を引き起こす原因が逆流性食道炎です。

逆流性食道炎は、胃の内容物が食道に逆流することでその中に含まれる胃酸が食道の粘膜を傷つけ、炎症を起こす状態です。

逆流性食道炎になると、胸やけや胃もたれ、呑酸（酸っぱいものがこみ上げてくる）などの症状が現れますが、人によっては自覚症状がなく、内視鏡検査ではじめて見つかることもあります。

原因は、喫煙、飲酒、過食、肥満などの生活習慣のほか、噴門の役割を担う下部食道括約筋の緩みがあります。加齢などで下部食道括約筋が緩むと、ふだんも噴門が開いているようになり、食物が逆流しやすくなります。また、下部食道括約筋の緩みによって胃の一部が横隔膜より上に脱出する（食道裂孔ヘルニア）ことでも逆流性食道炎になります。

いっぽうで、下部食道括約筋が締まり過ぎても、飲食物が食道内に溜まって炎症をくり返し起こし、食道アカラシアという病気を引き起こします。これも食道がんの原因となりますが、今のところ日本では珍しい病気です。

●逆流性食道炎がどのようにバレット食道を引き起こすのか

逆流性食道炎がくり返し起きると、食道粘膜の扁平上皮が、胃の粘膜に近い組織（円柱上皮）に置き換えられます。この状態をバレット粘膜と呼び、バレット粘膜が見られる食道をバレット食道といいます。

バレット粘膜は正常な組織に比べてがんを発生しやすいことが明らかになっています。バレット食道から生じた腺がんはバレット食道腺がんと呼ばれ、胃の近くに発生することが多く、喫煙とともに腺がんの主要な危険因子となっています。

下部食道括約筋が緩むと逆流性食道炎になる

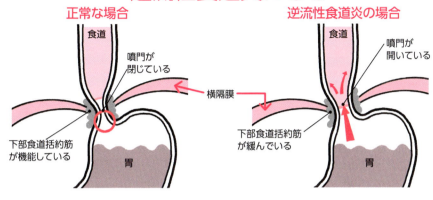

逆流性食道炎の主な原因

生活習慣などによるもの
- 喫煙
- 飲酒
- 過食
- 肥満
- 内臓脂肪の増加による腹腔内部の圧力の上昇

下部食道括約筋の緩みによるもの
- **加齢による噴門の機能低下**
噴門の下部食道括約筋が緩み、胃液逆流防止機能が低下する
- **食道裂孔ヘルニア**
横隔膜を貫通している部分の下部食道括約筋が緩み、胃の一部が胸部に脱出する

逆流性食道炎によってバレット食道が起きるメカニズム

逆流性食道炎
胃酸が逆流して、食道にくり返し炎症を起こす

食道粘膜の扁平上皮が円柱上皮（胃の粘膜に近い組織）に置き換えられる（バレット粘膜）

バレット食道（バレット粘膜のある食道）
正常な組織よりもがんを発生しやすい組織に変化する（前がん病変）
逆流性食道炎になりやすい胃の近くに発生しやすく、腺がんの原因の1つとなる（バレット食道腺がん）

COLUMN

治療が難しいといわれる「スキルス胃がん」とは

成長が早く
見た目でも発見しにくいがん

　悪性度の高い未分化型がんの1つに、スキルス胃がんがあります。

　スキルスとは、ラテン語で「硬い」という意味で、がん病巣が胃の壁に広がったときに硬くて厚くなる状態を表しています。

　スキルス胃がんは、通常の胃がん（非スキルス胃がん）が数年以上かかって成長する過程を、わずか数カ月で通過します。そのため、受診したのち、スキルス胃がんと診断が下されたときにはすでに手術できない状態だったということも珍しくありません。

　また、肉眼的分類でいうと、Ⅲ型（びまん浸潤型）にあたります。明らかな潰瘍や隆起がなく、がん病巣と周囲の正常な組織との境界が不鮮明なため、X線検査や内視鏡検査で早期に見つけるのは困難です。

　さらに、細胞どうしを接着する分子（カドヘリン）がスキルス胃がんに対して正常に働かないため、がん細胞がバラバラに動き、弾力のある胃の壁の中にも容易に侵入することができます。転移の90％が腹膜に見られるのも、そうした理由と無関係ではないと思われます。

　スキルス胃がんが悪性度の高いがんであるといわれるのは、こうした理由があるからです。

早期発見・早期治療なら
治癒も十分可能

　しかし、スキルス胃がんでも比較的早期に発見できれば、手術で永久治癒（再発しない状態）も可能です。

　その際、スキルス胃がんは胃全体に広がっていることが多いため、胃の全摘手術が行われます。さらに、脾臓（ひぞう）周辺のリンパ節への転移が多く見られることから脾臓も摘出します。リンパ節転移が胃の周辺のリンパ節だけなら、治癒する可能性は十分にあると考えられています。

　また、通常の胃がんは男性が女性の2倍ほどの頻度で発症しますが、スキルス胃がんは30代～50代の女性の発症が多いがんです。その理由は、女性ホルモンが成長を促しているためであると思われ、妊娠や出産の時期と重なると、悪性化のスピードが速まります。

第3章

胃がん・食道がんの治療法

胃がんの治療法

胃がんの治療法の基準となる病期

胃がんの治療法は、がんがどのような状態にあるかで異なります。その状態を判断するための指標が病期です。

●病期を判断するもの

生検（内視鏡でがんが疑われたところの組織を採取する）で胃がんと確定されたら、次に、胃がんの進行度を検査します。

主に画像診断で、がんの深さや胃の周囲にある膵臓・肝臓・腸などの臓器への広がり（浸潤）、離れた臓器やリンパ節への転移などを調べますが、腹膜播種の可能性がある場合は審査腹腔鏡なども行われます。

胃がんの病期は、これらの検査によって得られた、**がんの深達度**（T、がんが胃の壁のどのくらいの深さまで達しているか）、**リンパ節転移の広がり**（N、胃に関連するリンパ節〈領域リンパ節〉に何個転移しているか）、**遠隔転移**（M、離れた臓器やリンパ節に転移があるか）をもとに判断されます。これは、TNM分類と呼ばれます。

●病期には2つの分類がある

病期は、上記のように治療前の検査によって進行度を分類し、治療方針を選択するときの指針となります。これを**臨床分類**といいます。

その後、臨床分類をもとに手術で切除したがん細胞を病理診断し、がんが実際にどこまで広がっているかを評価するときに用いられるのが**病理分類**です。

臨床分類は、ある程度推定での評価になりますが、病理分類は、手術や病理診断で新たな情報が補足されることになるため、臨床分類と異なることもあります。

手術後は、病理分類をもとに病気の見通しを立てたり、術後補助化学療法が必要かどうかなどを判断します。

胃がんの臨床分類

深達度 \ 遠隔転移 / リンパ節転移	なし(M0) なし(N0)	なし(M0) あり(N+)	あり(M1) 有無にかかわらず
T1a（粘膜層にとどまっている） T1b（粘膜下層にとどまっている） T2（筋層に入り込んでいるか浸潤している）	I	ⅡA	ⅣB
T3（漿膜下組織に浸潤している） T4a（漿膜を越えて胃の表面に出ている）	ⅡB	Ⅲ	ⅣB
T4b（胃の表面に出て、他臓器に広がっている）	ⅣA		ⅣB

※日本胃癌学会編『胃癌取扱い規約　第15版（2017年10月）』（金原出版）より一部改変

胃がんの病理分類

深達度 \ 遠隔転移 / リンパ節転移の個数	なし(M0) なし(N0)	なし(M0) 1〜2個(N+)	なし(M0) 3〜6個(N2)	なし(M0) 7〜15個(N3a)	なし(M0) 16個以上(N3b)	あり(M1) 有無にかかわらず
T1a、T1b	IA	IB	ⅡA	ⅡB	ⅢB	Ⅳ
T2	IB	ⅡA	ⅡB	ⅢA	ⅢB	Ⅳ
T3	ⅡA	ⅡB	ⅢA	ⅢB	ⅢC	Ⅳ
T4a	ⅡB	ⅢA	ⅢA	ⅢB	ⅢC	Ⅳ
T4b	ⅢA	ⅢB	ⅢB	ⅢC	ⅢC	Ⅳ

※日本胃癌学会編『胃癌取扱い規約　第15版（2017年10月）』（金原出版）より作成

胃がんの治療法
胃がんの治療の進め方

医療機関や医師によって治療法に大きな差が出ないよう、病期に対する基本的な治療方針の指針があります。

●治療方針は患者の状態や希望によって異なる

　胃がんの治療法は、基本的に病期によって異なります。

　日本胃癌学会では、それぞれの病期にどのような治療を行うべきかを「胃癌治療ガイドライン」としてまとめています。これは、医療機関や医師によって治療方針が大きく異ならないようにするためです。

　しかし、胃がんの治療方針はそれだけで決定するわけではありません。患者の年齢や体の状態、治療による身体的な影響や生活への影響など、患者の希望も踏まえて担当医と相談して決定します。

●胃がんの治療の基本はがんの切除

　一般的に、がんの治療法といえば、手術、放射線療法、化学療法があげられますが、胃がんの場合、治療の基本はがんの切除です。

　治療法は病期によって異なり、内視鏡治療または手術（腹腔鏡手術か開腹手術）、術後の補助的治療としての化学療法などが行われます。

　リンパ節転移がなく、がんが粘膜層にとどまっている（ステージⅠA）場合、分化型のがんで潰瘍がなく、大きさが2㎝以内であれば、内視鏡治療の適応となります。ただし、ステージⅠAでも、上記の条件を満たしていないがんの場合は、内視鏡治療の対象外となり、手術が行われます。

　また、リンパ節転移がなくても、がんが粘膜下層に達している（ステージⅠB）場合やステージⅡ～Ⅲの場合は手術の対象となり、胃の病変部とそれに関連するリンパ節（領域リンパ節）を切除します。

　化学療法は、再発予防のために術後に行う（術後補助化学療法）ほか、手術のみでは予後が不安な高度なリンパ節転移がある場合などに、手術の前に行ってがんを小さくする（術前補助化学療法）こともあります。

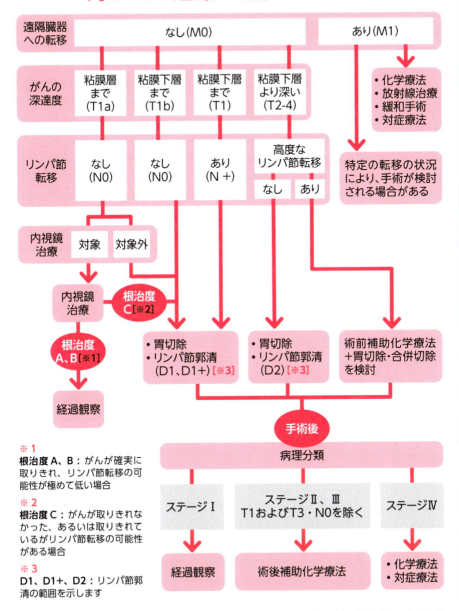

胃がんの治療法
早期のがんなら「内視鏡治療」が行われる

がんが粘膜内にとどまっていてリンパ節転移の可能性がないなど、一定の条件を満たす場合、内視鏡による治療ですむこともあります。

● **内視鏡を使った代表的な治療法**

内視鏡治療は、胃がんなどの診断にも使われる内視鏡でがんを切り取る方法で、開腹手術をしないため治療後の痛みが少なく、1週間以内の入院ですむという特徴があります。

内視鏡治療の代表的な治療法が、内視鏡的粘膜切除術（EMR）と内視鏡的粘膜下層剥離術（ESD）です。

内視鏡的粘膜切除術は、がんが発生した粘膜の下に生理食塩水などを注入して粘膜を浮かせ、スネアと呼ばれるワイヤーに電流を通して粘膜を焼き切る方法です。全身麻酔をかけず、通常1時間ほどで治療が終了するというメリットがあります。

内視鏡的粘膜下層剥離術は、生理食塩水などを注入したがんを特殊な電気メスで切って剥がす方法です。手術時間は内視鏡的粘膜切除術より長くなりますが、これまでスネアでは切除できなかった大きめのがんや、切除が難しい場所にできたがんも取れるようになりました。これにより、現在では、内視鏡的粘膜下層剥離術が内視鏡治療の主流になっています。

● **内視鏡治療を終えたあとの判断**

内視鏡治療ののち、がんが確実に取りきれたかどうかを判断するために病理診断を行います。

がんが確実に取りきれ、リンパ節への転移の可能性がほとんどないと判断された（根治度A、B）場合、その後は経過観察となります。また、がんが取りきれなかった場合や、取りきれてもリンパ節への転移の可能性があると判断された（根治度C）場合は、開腹手術による胃の切除やリンパ節の郭清が必要となります。

内視鏡治療の代表的な治療のしかた

内視鏡的粘膜切除術（EMR）
がんの下に生理食塩水などを注入して持ち上げ、周囲の盛り上がった部分を高周波の電流で焼き切る

内視鏡的粘膜下層剥離術（ESD）
粘膜下層に生理食塩水やヒアルロン酸を注入してがんを持ち上げて、電気メスで周囲の粘膜を切って剥がす

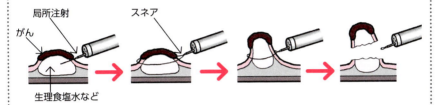

※国立がん研究センター　がん情報サービスHPより作成

内視鏡治療の対象となるがん

EMR
- がんが粘膜にとどまっている
- 分化型のがん（明確な組織構造を保っているがん）
- がんの内側に潰瘍を併発していない
- 大きさが2cm以下

上記の条件を満たすがんに対して治療が可能

ESD
粘膜内の分化型がんで、
- 潰瘍を併発していない2cmより大きいがん
- 潰瘍を伴う3cm以下のがん

粘膜内の未分化がん（明確な組織構造をつくらないがん）で、潰瘍を伴わない2cm以下のがん

EMRの適応条件だけでなく、上記のがんも治療ができる

胃がんの治療法
体の負担が少ない「腹腔鏡手術」

内視鏡治療が難しくてもがんの状態が適応すれば、おなかを大きく切らずに手術することが可能です。

●おなかの中をモニターで見ながら手術する腹腔鏡手術

　胃がんの手術には、腹部を大きく切り開く開腹手術と、腹部に開けた数カ所の小さな孔からカメラ（腹腔鏡）や手術器具を差し込む腹腔鏡手術があります。

　腹腔鏡手術はモニターを通しておなかの中を見ながら手術する方法で、手術内容は開腹手術と同じです。口から内視鏡を入れて粘膜のみを治療する内視鏡治療とは全く異なり、内視鏡治療の適応にならないステージⅠの胃がんにおいて、胃やリンパ節の切除を行うことができます。

　現在、腹腔鏡手術は、幽門を含む出口側約3分の2を切除する手術（幽門側胃切除）において選択肢の1つとなっていますが、医療機関によってはそれ以外の手術で行われているケースもあります。

●腹腔鏡手術の特徴と注意すべきこと

　腹腔鏡手術の特徴は、開腹手術が腹部を20cmほど切るのに対して、傷が格段に小さいという点にあります。

　傷が小さいことで、痛みや体への負担が少なく、手術後の回復も早くなります。また、出血量が少なく、傷の感染などのトラブルが少ないというメリットもあり、近年、手術件数は増加しています。

　いっぽうで、腹腔鏡手術は手術時間が長くなり、モニターを見ながら手術を行うという熟練した技術が必要とされます。外科医は一定の訓練をして腹腔鏡手術を行っていますが、医療機関や医師によって手術の件数に開きがあるのが実情です。

　腹腔鏡手術を選択する場合は、担当医とよく相談し、実績のある医療機関を選ぶことが大切です。

腹腔鏡手術の方法

おなかに0.5〜1cm程度の孔を数カ所開けて腹腔内を観察するカメラ（腹腔鏡）や手術器具を差し込み、モニターを見ながら手術をする方法

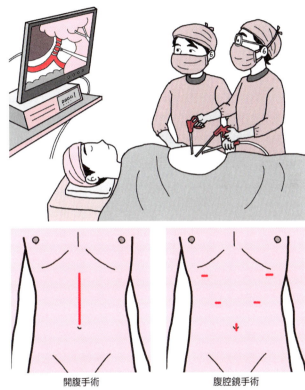

開腹手術　　　　腹腔鏡手術

腹腔鏡手術のメリットとデメリット

メリット	デメリット
・痛みや体への負担が少ない ・おなかの傷が小さくて済む ・手術後早く歩けるようになる ・排ガス（腸の動きの回復を示す）が早い ・傷の感染などのトラブルが少ない	・手術時間が長くなる ・手術費用が高い ・医師や医療機関によって技術の差が大きい ・長期的にみて有効かどうかがまだ十分にわかっていない

胃がんの治療法

病期とがんの場所によって方法が選択される「開腹手術」

胃がんの開腹手術には標準的な手術治療（定型手術）のほかに、切除範囲が小さい縮小手術と、切除範囲が大きい拡大手術があります。

●定型手術と消化管の再建方法

　定型手術は胃がんの開腹手術における標準的な手術で、胃に関連したリンパ節に転移した可能性のあるがんに対して行われます。

　多くの場合、がんは胃の出口（幽門）側にできるため、幽門を含む胃の切除（**幽門側胃切除**）を行います。切除後は、残った胃と十二指腸を繋ぎ合わせる（**ビルロートⅠ法**）か、十二指腸の端を閉じて、その先の空腸を胃と繋ぎ合わせて（**ルーワイ法**）、消化管を再建します。

　また、胃の入口（噴門）近くにがんができている場合は、一般的に胃を全部切除する**胃全摘術**か、胃の一部を含む**噴門側胃切除術**が行われます。切除後の再建方法はいろいろありますが、合併症の頻度が低いルーワイ法が多く行われています。

●縮小手術のメリット

　リンパ節転移の可能性が低く、がんが粘膜か粘膜下層にとどまっていて、内視鏡治療の適応外のがんに対しては、**縮小手術**が行われます。

　代表的な縮小手術の１つが、幽門から離れたところにできたがんを切除する**幽門保存胃切除術**で、幽門を残すことで術後の後遺症が軽減されます。

　また、縮小手術は胃とリンパ節の切除範囲が小さいので、手術の負担が小さく、手術後の生活の質（ＱＯＬ）の改善につながります。

●浸潤したがんも取りきる拡大手術

　定型手術の範囲を広げればがんを取りきれる可能性がある場合、**拡大手術**が行われます。がんが浸潤した胃の周囲の臓器の一部または全部を、胃とともに切除することになります。

切除範囲からみた3つの手術方法

	手術の内容	基本的な対象	主な手術方法
定型手術	胃の3分の2から5分の4程度を切除し、切除範囲の領域リンパ節すべてをその周りの脂肪組織とともに切除する	ステージⅠB～Ⅲ（リンパ節転移の可能性はあるが他臓器への浸潤はみられない）	・幽門側胃切除術 ・胃全摘術
縮小手術	定型手術より胃とリンパ節の切除範囲を小さくする	ステージⅠA（内視鏡治療では取りきれない）	・幽門保存胃切除術 ・噴門側胃切除術
拡大手術	定型手術の範囲を広げてがんを取り切る。浸潤している周囲の臓器の一部または全部を切除する	ステージⅣ（周囲の臓器に浸潤したり、リンパ節転移の範囲が遠くまで及んでいる）	

主な胃切除の方法

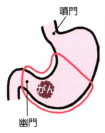

幽門側胃切除術
噴門にかからない胃がんに対して、胃の出口側を約3分の2程度切除する

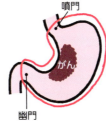

胃全摘術
がんが広がっている場合や、上部と下部に複数ある場合は、噴門と幽門を含む胃の全体を切除する

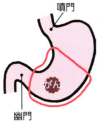

幽門保存胃切除術
早期がんのうち、噴門と幽門から一定の距離が離れている場合に用いられる

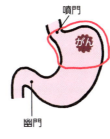

噴門側胃切除術
上部にできた早期がんで幽門側の胃を半分以上残せる場合や、食道と胃のつなぎ目にできたがん（食道胃接合部がん）に対して用いられる

※国立がん研究センター「がん情報サービス」などを参考に作成

食道がんの治療法
食道がんの病期と治療の進め方

がんの進行状況を把握するための病期（ステージ）は、胃がん同様、食道がんの治療方針を立てるための目安となります。

●食道がんは5つの病期に分類される

食道がんの病期（ステージ）は、壁深達度（T、食道壁のどこまでがんが達しているか）、リンパ節の転移（N、リンパ節の転移がどこまで広がっているか）、遠隔転移の有無（M、離れた臓器に転移しているかどうか）によって、0〜Ⅳの5期に分類されます。

その際、リンパ節の転移については、原発巣のある部位に近いほうから1群から4群に分けられ、どの程度離れたところまで転移が起こっているか確認します。

食道は、周囲にリンパ節が多く張り巡らされた臓器です。そのため、比較的早期のうちから頸部・胸部・腹部など広い範囲のリンパ節に転移しやすくなります。

また、血行性転移や腹膜播種も起こりやすいのが食道がんの特徴です。

●病期を基本に治療方針が決定される

食道がんの治療法については、どのような治療が適しているかがガイドラインに表されています。病期を基準にして、壁深達度や全身状態などを加味した治療法となっていますが、実際には、これに患者さんの希望を加えて、担当医と相談して決めることになります。

一般的に、0期の場合は内視鏡的切除術、Ⅰ期では手術が標準治療として推奨されています。しかし、状況によっては0期でも放射線治療や手術が行われたり、Ⅰ期でも化学放射線療法（放射線治療と化学療法を併用すること）が行われることもあります。

Ⅱ期・Ⅲ期では術前化学療法ののち手術を行いますが、手術が難しい場合などは化学放射線療法や放射線療法のみになることもあります。

食道がんの病期分類
(日本食道学会による分類)

深達度	リンパ節転移	N0 (なし)	N1 (1群まで)	N2 (2群まで)	N3 (3群まで)	N4 (4群まで)	M1
T0	がんがごく小さく、原発巣として認められない	0	II	II	III	IVa	IVb
T1a	がんが粘膜内にとどまる						
T1b	がんが粘膜下層にとどまる	I	II	II	III	IVa	IVb
T2	がんが固有筋層にとどまる	II	II	III	III	IVa	IVb
T3	がんが食道外膜に広がっている	II	III	III	III	IVa	IVb
T4a	がんが食道周囲の組織まで広がっているが、切除できる	III	III	III	III	IVa	IVb
T4b	がんが食道周囲の組織まで広がっていて、切除できない	IVa	IVa	IVa	IVa	IVa	IVb

※日本食道学会編『食道癌取扱い規約 第11版（2015年10月）』(金原出版)より作成

食道がんの基本的な治療の選択

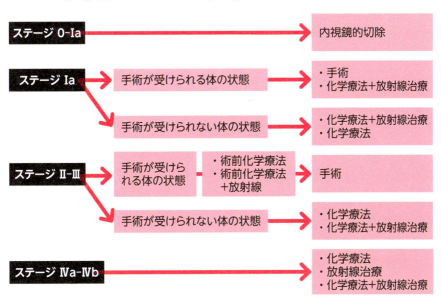

※日本食道学会編『食道癌診療ガイドライン2017年版（2017年6月）』(金原出版)より作成

食道がんの治療法
病期0なら内視鏡治療が可能

ごく早期の食道がんであれば内視鏡治療で根治する可能性もあります。ただし、術前の検査結果が実際のがんの状態とは異なることもあります。

●内視鏡治療の対象となる食道がん

　内視鏡治療の対象となるのは、基本的に病期0でリンパ節転移の可能性がほとんどなく、がんが内視鏡で取りきれる部位にあり、一度で切除できる大きさのものです。

　内視鏡治療は、口から内視鏡を入れて治療するため、体にメスを入れる必要がありません。そのため、手術に比べて回復が早く、治療後の痛みが小さいというメリットがあります。

●2つの治療法とその特徴

　内視鏡治療の方法には、がん周辺の粘膜をワイヤーに引っ掛けて焼き切るEMR（内視鏡的粘膜切除術）と、がん周辺の粘膜を電気メスで剥ぎ取るESD（内視鏡的粘膜下層剥離術）の2種類があります。

　EMRは、短時間で行えて安全性の高い治療法ですが、大きめのがんの場合、一度で取りきることができず、小さながんを取り残してしまう可能性があるため、近年ではESDに移行する傾向にあります。

　いっぽうESDは、電気メスでがんの周囲を粘膜下層ごと剥がすように切り取るので、大きいがんでも一度で切除が可能です。また、早期の小さながんでも少し深めに潜り込んでいる場合は、EMRではなくESDが行われます。ただし、ESDは食道壁を傷つけやすいため高度な技術が必要で、治療時間がやや長くなるというデメリットがあります。

　内視鏡治療は早期食道がんに適した治療法ですが、術前の検査結果が実際のがんの状態と異なることもあります。病理診断で、切除した病変にリンパ節の転移やがんの広がりがみられた場合、手術や化学療法などの追加治療が行われることもあります。

2種類の内視鏡治療

内視鏡的粘膜切除術（EMR）
がんの下に生理食塩水などを注入して持ち上げ、
周囲の盛り上がった部分を高周波の電流で焼き切る

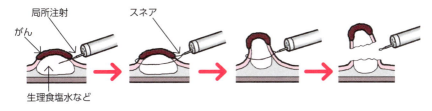

内視鏡的粘膜下層剥離術（ESD）
粘膜下層に生理食塩水やヒアルロン酸を注入してがんを持ち上げて、
電気メスで周囲の粘膜を切って剥がす

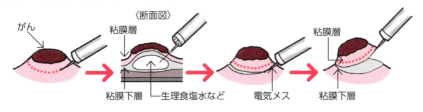

※国立がん研究センター　がん情報サービスHPより作成

内視鏡治療の対象となる食道がん

早期食道がん（0期）

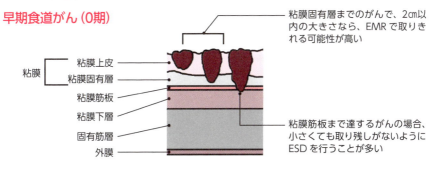

食道がんの治療法
頸部食道がんの手術

頸部食道がんの手術は、喉頭を温存できるかどうかで術後の生活が大きく変わりますが、残した場合の再発や転移の危険性も考える必要があります。

●がんのある部位によって手術の方法が異なる

　粘膜筋板を超えていて内視鏡治療が行えない場合、がんが取りきれると判断されれば、可能な限り手術が行われます。

　食道がんの手術では、食道の切除とリンパ節郭清ののち、食道の再建が行われます。ただし、がんが食道のどの部位にあるかで、手術の方法が大きく異なります。食道は、頸部食道、胸部食道、腹部食道に大別されますが、ほとんどが胸部にあるため、胸部食道がんの手術が大半を占めます。

●咽頭を切除すると術後の生活が大きく変わる

　頸部食道がんは、他の臓器に浸潤しやすく、リンパ節転移の確率も高いのですが、リンパ節転移の範囲が頸部に限られていれば手術での根治も期待できます。

　頸部食道がんの手術のポイントは、喉頭を残せるかどうかです。喉頭や気管への浸潤がなく、がんが食道の入り口より下部にとどまっていれば、喉頭を切らずに温存することができます（喉頭温存手術）。

　しかし、がんが咽頭や気管、下咽頭に及ぶ場合などは、食道とリンパ節の切除だけでなく、がんが広がっている他の臓器もすべて切除することになります（咽頭喉頭食道切除術）。その場合、声帯が失われ、呼吸や嚥下機能にも影響が出るため、術後の生活に大きく関わってきます。

　どちらの術式も、がんが胸部食道まで広がっている場合は、頸部食道だけでなく胸部食道も切除することになります。

　また、切除範囲を小さくしたり喉頭摘出を避けるために、手術前に化学放射線療法（化学療法と放射線照射を同時に行う）が行われることもあり、喉頭温存に有効な症例も報告されています。

頸部食道の周囲の臓器

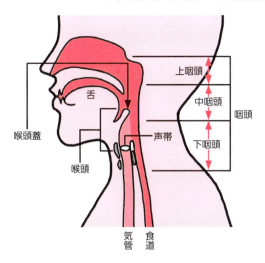

喉頭
喉頭蓋の開閉によって気管に空気を送り込んだり、食物が気管に入るのを防いだりするので、切除すると、気管に空気を取り込む入り口が必要になる

声帯
声帯が軽く閉じ、吐く息が振動することで声が出る喉頭を切除すると、自然な発声ができなくなる

食道の再建

小腸の一部を10cm程度切除して、切除した食道の部分に移植する。
胸部食道まで切除する場合は、胃を持ち上げて細くし、咽頭の端と接合する。

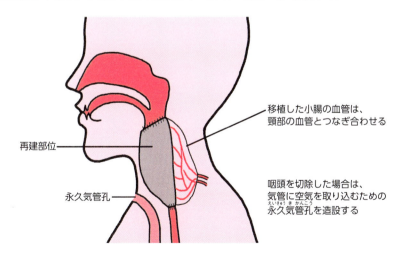

移植した小腸の血管は、頸部の血管とつなぎ合わせる

咽頭を切除した場合は、気管に空気を取り込むための永久気管孔を造設する

食道がんの治療法
喉頭を残せなかった場合の対応

喉頭を温存できない場合、空気の取り込み口をつくる手術を行います。また、新たな発声法を獲得するための手術を行うことも可能です。

●首元に永久気管孔を造設する

　頸部食道がんの手術で喉頭を残せなかった場合、声帯や気管との分岐点も切除することになります。また、甲状腺はできるだけ残すようにしますが、一部を切除したり左右どちらかを切除することもあります。前述したように、喉頭を残せなかった場合の術後の生活は大きく変わります。

　気管の分岐点を切除することで、鼻や口から吸い込んだ空気を肺に送り込めなくなるため、外気を直接気管に取り込むための穴（**永久気管孔**）を胸骨の上につくります。首元の皮膚に穴が開くことになり、その名の通り一生閉じることはありません。穴が塞がらないように、管（カニューレ）をつけることもあります。

　永久気管孔をつくると、食道と完全に切り離されるので飲食物が気管に入る（誤嚥）心配はありませんが、匂いを嗅いだりすることができなくなります。また、水の侵入を防いだり清潔にしなければならないなど、日常生活で留意することがでてきます。

●代用の音声で発声する

　また、声帯が失われることで自然な発声ができなくなりますが、それに代わる音声を得る方法があります。**食道発声法**は、食道に吸い込んだ空気を逆流させて、食道入り口の粘膜のひだを振動させて発声する方法です。**電気喉頭**は、電動で振動する器械を喉にあて、口を言葉の通りに開くことで振動させて発声します。**シャント発声法**は、気管と食道をつなぎ、発声する際に気管孔を指で塞いで肺から食道に空気を送ります。気管と食道をつなぐ手術が必要で、このとき、咽頭や食道内の唾液や食物が気管に流れ込まないように器具を取り付けて予防します。

通常の空気の流れと永久気管孔増設後の空気の流れ

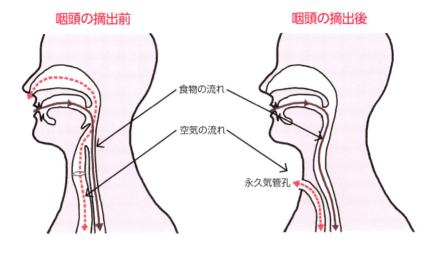

永久気管孔増設後の発声方法

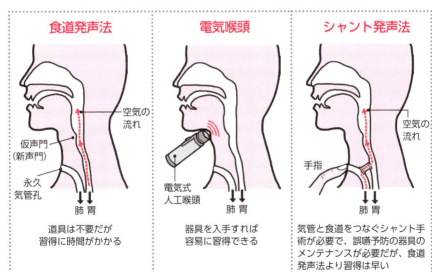

※国立がん研究センター　がん情報サービスHPより作成

食道がんの治療法
胸部食道がんの手術

胸部食道がんの手術は、基本的に、胸部と腹部の食道とリンパ節を切除する開胸開腹手術で、大がかりになります。

●開胸開腹手術と内視鏡外科手術

　胸部食道がんの場合、食道の周りだけでなく、腹部や頸部のリンパ節にも転移することが多いため、これら広い範囲のリンパ節郭清を行います。そのため、がんが上部にあっても下部にあっても、食道のほぼすべてを切除することとなり、状況によっては胃の一部も切除します。

　手術の方法は、開胸開腹手術が一般的です。右胸部と頸部、腹部の上方を大きく切開し、肋骨を切って胸を開くため、大がかりな手術となり、患者さんへの負担も大きくなります。

　近年、こうした負担を軽減させる方法として、内視鏡外科手術（胸腔鏡・腹腔鏡手術）が行われることもあります。術後の痛みの軽減や肺活量の回復が早いなどの成果は報告されていますが、長期的にみた場合の結果は明らかになっていません。また、進行度が速い場合や術前に化学放射線療法を行った場合などは、安全性から開胸手術を行うことが多く、すべての医療機関で行われてはいないのが実情です。

●食道の再建と経路

　食道を切除したのち、通常は胃を持ち上げて管状にし（胃管作成）、切除した頸部とつなぎ合わせます。何らかの理由で胃が使えない場合は、大腸や小腸を用いることもあります。

　再建した胃管を頸部とつなぐ経路には、胸壁前（胸部の皮膚の下）、胸骨後（胸骨の下で心臓の前）、後縦隔（もとの食道があった心臓の後ろ）の３通りがあります。どの方法にするかはそれぞれの状態によりますが、一般的に、術後のトラブルに比較的対応しやすい胸骨後か、胃管作成が短くてすむ後縦隔が多いようです。

開胸開腹手術と内視鏡外科手術の違い

開胸開腹手術による創（きず）

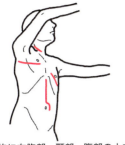

一般的に右胸部、頸部、腹部の上方を大きく切開し、肋骨を切って胸を開く
※腹臥位（うつ伏せ）による手術も多い

胸腔鏡・腹腔鏡手術による創（きず）

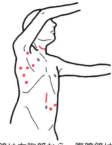

胸腔鏡は右胸部から、腹腔鏡は腹部から入れて開胸開腹手術と同様に切除する。その後、頸部を切開して再建する

胃管の再建経路

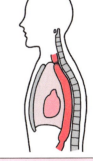

	胸壁前経路	胸骨後経路	後縦隔経路
利点	・縫合不全があった場合、処置が容易で安全にできる ・再建臓器にがんができた場合、治療がしやすい	・再建距離が胸壁前より短い ・縫合不全の処置が、胸腔内で頸部とつないだ場合より容易	・再建距離が最も短い ・縫合不全の発生頻度が少ない
欠点	・再建距離が長く、縫合不全の頻度が高い ・飲食物の通過障害を起こしやすい	・再建臓器が心臓を圧迫することがある ・胸骨と鎖骨の形状によっては、再建臓器が圧迫される	・縫合不全などがあった場合、重篤化するリスクがある ・逆流が多い ・再建臓器にがんができた場合、治療が困難

食道がんの治療法
腹部食道がんの手術

腹部食道は胃と接していることから、がんの特徴が胃がんに近いことがあり、がんの状態によって手術の方法もさまざまです。

●食道胃接合部がんとも呼ばれる腹部食道がん

　腹部食道は、横隔膜の下から胃までの約2㎝の間をいいますが、食道と胃の接合部の上下それぞれ2㎝が食道胃接合部と定められたことで、腹部食道がんは**食道胃接合部がん**と呼ばれることもあります。

　この領域にできるがんは、特徴や発生場所が食道がんに近いか胃がんに近いかで切除する範囲や再建方法が異なります。

　また、胸部と腹部の両方にリンパ節転移が起こりやすく、切除範囲が広くなるケースもありますが、逆に切除範囲が少なくてすむこともあり、がんの状態によって手術の方法もいろいろです。

●がんの組織や広がっている部位で手術の方法が異なる

　食道胃接合部がんについては、標準的な術式が定められておらず、がんの状態にあった手術が行われているのが現状です。

　一般的に、腹部食道にできたがんの組織が、食道がんに多いとされる扁平上皮がんの場合や、食道への浸潤が長くみられる場合などは、胸部と腹部の食道、食道胃接合部付近の胃、がん周辺のリンパ節とそれに関係するリンパ節を切除します。

　しかし、扁平上皮がんであっても食道の切除範囲が小さくてすむようなら、頸部の切開を行わなかったり、腹部の切開だけですむこともあります。

　いっぽう、がんの組織が胃がんに多いとされる腺がんで、食道への浸潤が短く、関係するリンパ節への転移が疑われない場合は、下部食道と噴門側の胃を2分の1から3分の1、さらにがん周囲のリンパ節を切除します。

　再建については、一般的に胃管が用いられますが、胃を大きく切除した場合はルーワイ法など胃がんの再建術が行われることもあります。

食道胃接合部領域と手術範囲の例

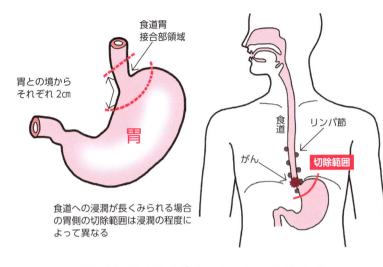

胃との境からそれぞれ2cm

食道への浸潤が長くみられる場合の胃側の切除範囲は浸潤の程度によって異なる

腹部食道がんの手術の例

腹部食道がんは、がんの組織や広がり方で切除範囲が大きく異なる

- がん組織が扁平上皮がん
- 食道への浸潤が長い
- 中縦隔（胸部食道の上部あたりの胸腔）から上のリンパ節に転移が疑われるなどの場合

がん組織が腺がんで、食道への浸潤が短く、中縦隔から上のリンパ節に転移が疑われない場合

食道亜全摘
切除範囲
- 胸部・腹部の食道
- 食道胃接合部
- がん周囲のリンパ節と転移が疑われるリンパ節

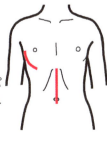

噴門側胃切除＋下部食道切除
切除範囲
- 噴門側の胃½〜⅓
- 下部食道
- がん周囲のリンパ節
- 場合によっては左開胸、開腹連続によるがんへのアプローチもある

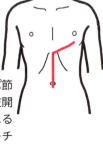

胃がん・食道がんの治療法
胃がん・食道がんの化学療法

化学療法は全身に散らばったがんに有効ですが、単独で根治させることは難しく、治療に耐えうる体力や臓器の機能が必要となります。

●胃がんの化学療法

胃がんの化学療法で用いられる薬は、作用のしかたから3種類に大別されます。

細胞に直接または間接的に作用し、がんを攻撃するのが細胞障害性抗がん剤です。正常な細胞まで攻撃する難点はありますが、効き方によっていくつかの種類があり、多様ながんへの効果が期待されます。

分子標的治療薬は、がん細胞の増殖などにかかわる分子のみを標的とした薬剤で、正常な細胞には作用しない特徴があります。

免疫チェックポイント阻害薬には、免疫力を弱めようとするがん細胞の働きを防ぎ、元来の免疫細胞を活性化させる働きがあります。

胃がんの化学療法は、基本的に、手術でがんを取りきることが難しい進行がんや再発がんのケースや、再発予防のために手術後に行う術後補助化学療法のケースです。また、一部のがんに対しては、術前にがんを縮小して手術を行うこともあります（術前補助化学療法）。

●食道がんの化学療法

食道がんの化学療法では、細胞障害性抗がん剤が用いられます。

病期Ⅱ〜Ⅲに対しては、術前にがんを縮小するための術前補助化学療法や、他の臓器に転移したり、転移している可能性の高いがんに対して術後補助化学療法が行われます。

放射線療法や手術が難しい病期Ⅳに対しては、延命治療として抗がん剤単独での化学療法が行われます。

また、手術に対応できない場合などは、放射線療法と併用して化学放射線療法が行われることもあり、根治が期待できる場合もあります。

胃がんの治療に用いられる主な薬剤

作用による分類		一般名	主な製品名	投与方法
細胞障害性抗がん剤	代謝拮抗薬	フルオロウラシル	5-FU	経口・点滴
		カペシタビン	ゼローダ	経口
		テガフール・ギメラシル・オテラシルカリウム(S-1)	ティーエスワン(TS-1)	経口
	微小管阻害薬	パクリタキセル	タキソール	点滴
		ドセタキセル水和物	タキソテール ワンタキソテール	点滴
	プラチナ製剤	シスプラチン	ランダ	点滴
		オキサリプラチン	エルプラット	点滴
	トポイソメラーゼ阻害薬	イリノテカン	トポテシン、カンプト	点滴
分子標的治療薬		トラスツズマブ	ハーセプチン	点滴
		ラムシルマブ	サイラムザ	点滴
免疫チェックポイント阻害薬		ニボルマブ	オプジーボ	点滴

進行・再発胃がんに対する標準的な化学療法

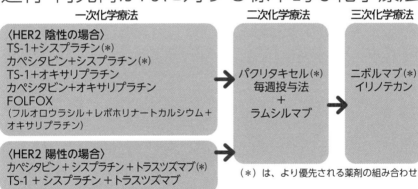

一次化学療法

〈HER2 陰性の場合〉
TS-1+シスプラチン(*)
カペシタビン+シスプラチン(*)
TS-1+オキサリプラチン
カペシタビン+オキサリプラチン
FOLFOX
(フルオロウラシル+レボホリナートカルシウム+オキサリプラチン)

〈HER2 陽性の場合〉
カペシタビン + シスプラチン + トラスツズマブ(*)
TS-1 + シスプラチン + トラスツズマブ

二次化学療法

パクリタキセル(*)
毎週投与法
＋
ラムシルマブ

三次化学療法

ニボルマブ(*)
イリノテカン

(*)は、より優先される薬剤の組み合わせ

※日本胃癌学会編「胃癌治療ガイドライン医師用 2018年1月改訂(第5版)」(金原出版)より作成
※「胃癌治療ガイドライン医師用」は、2021年7月に一部改訂(第6版)されています。変更箇所については担当医等にご確認ください。

食道がんの治療で用いられる主な薬剤の組み合わせ

CF療法
5-FU + シスプラチン
食道がんの標準的な併用療法

DCF療法
5-FU + シスプラチン + ドセタキセル
術前治療などに用いる(短期間で腫瘍を縮小する)

効果がみられなくなったら →

ドセタキセル単独療法
または
パクリタキセル単独療法
腫瘍の増加を抑える可能性がある

胃がん・食道がんの治療法
胃がん・食道がんの放射線療法

放射線療法は、胃がんにおいては一部の対症療法としてのみ用いられますが、食道がんでは根治治療の１つとして用いられます。

●胃がんでは一部の治療に限られる

　放射線療法は、高エネルギーの放射線を照射してがん細胞を破壊する治療法です。

　胃がんの場合、放射線ではがん細胞を消滅させる可能性が低く、根治治療としては手術が第一選択となるため、ほとんど用いられません。

　ただし、肝臓やリンパ節、肺など、限られた範囲に遠隔転移がみられる場合は有効で、転移による痛みなどがある場合の対症療法として使用されます。

●食道がんにおける根治治療と緩和治療

　食道がんでは、根治治療と緩和治療の２つの目的で放射線治療が行われます。

　根治治療の場合、適応となるのは、早期がんで手術では取りきれないが臓器への転移がみられないケースや、手術の適応内でもそれに耐えうる体力がないケースなどです。１回の照射時間は数分で、これを週４～５日、６～７週間にわたって続けます。放射線治療単独であれば、通院での治療も可能です。

　しかし、放射線治療は単独で行うよりも化学療法と組み合わせて行う（化学放射線療法）ことが多く、こちらの方が高い効果があります。

　いっぽう、緩和治療は姑息治療、対症治療とも呼ばれ、自覚症状やQOL（生活の質）の改善を目的としています。がんの治療効果を問うものではないため、患者さんの体の状態にあわせ、症状を和らげられるだけの必要最低限の照射を設定し、できるだけ短期間で治療が終わるように配慮されます。

放射線治療が行われるケース

胃がんの治療
遠隔転移が限られた範囲にある場合（肝臓、リンパ節、肺など）に有効

- 骨転移により痛みがある
- 椎骨転移で脊髄を圧迫する
- 胃がんからの出血があるが、手術が困難である など

食道がんの根治的治療
扁平上皮がんは、比較的放射線が効きやすい

- 手術で取りきれる範囲を超えているが、臓器転移がない
- 手術の適応内であるが、手術をのりきれるだけの体力がない
- 手術を望まない など

食道がんの緩和的治療
自覚症状の緩和やQOLの改善を目的としたもので、必要最低限の照射にとどめる

- 骨転移による痛みがある
- 脳に転移したことで神経症状がある
- リンパ節転移によって、気管が狭くなり息苦しい
- 血痰がある
- 食道が狭くなり飲食に支障がある など

放射線治療のスケジュールの一例

放射線療法

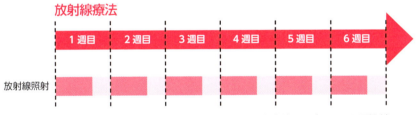

放射線照射：毎週4～5日間の照射を6～7週間程度続ける（28～30回程度）

化学放射線療法

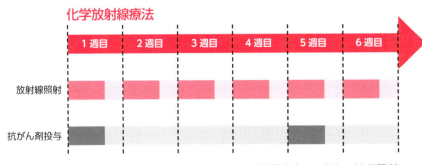

放射線照射：毎週4～5日間の照射を6～8週間程度続ける（28～30回程度）
抗がん剤投与：1週目と5週目に投与する
　　　　　　（薬剤によって、1週間に1日投与するものもあれば、4～5日投与するものもあり、通常、これらを組み合わせる）

COLUMN

リハビリは入院前から行うことで術後に効果を発揮する

手術前からの体調管理が術後の回復を促す

近年、外科治療を受ける患者さんに対して、手術前から手術後までを一貫してサポートする周術期管理を行う医療機関が増加しています。

周術期管理とは、担当の外科医だけでなく、内科医、精神科医、看護師、栄養士、理学療法士などが、それぞれの専門性を活かした質の高いチーム医療を行う管理体制です。

入院前に外来で体力や呼吸機能についてのチェックを行い、手術までの自己管理について指導。入院後は専門スタッフの指導のもと、リハビリテーションを行います。

さらに、手術後は翌日からベッドサイドで体の状態に合わせたリハビリテーションを行います。まだ術後の痛みがあるなかでのトレーニングになりますが、無理のない程度なので問題はありません。

こうして呼吸機能や体力維持のための筋力トレーニングを行うことで、手術後の回復を促し、手術によって変化した体が早く日常生活に対応できるようにします。

呼吸法と筋トレで体力維持。痰の出しかたも習得しておく

一般的に、入院前から行うように指導されるのが、呼吸法と筋力トレーニングです。腹式呼吸を行いながらの柔軟体操、壁に寄りかかったり寝たまま行う筋トレなど、どれも手術に必要な体力や呼吸器の機能を維持し、その後の回復を促すものです。そのほか、散歩やサイクリングなどの有酸素運動もリハビリに最適です。

また、手術後は痰が溜まりやすくなります。痰が溜まると呼吸がしにくくなって息切れを起こす原因となるため、両手で胸郭を抱え込むなどして行うハッフィング法などの排痰法を身につけることが大切です。

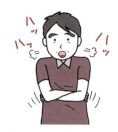

〈ハッフィング法のやり方〉
大きく息を吸ってから声に出さずに「ハッ!ハッ!」と息を吐き、胸部を圧迫する。その後、コホンと咳をして、痰を出す。

第4章

がん治療の後遺症と副作用への対応

胃がん・食道がんの後遺症

胃がんの合併症と後遺症

胃を切除することで現れるさまざまな症状は避けることができないものも多いのですが、日常生活のなかで軽減することは可能です。

●合併症のリスクは手術前に軽減する

手術によって体にメスを入れたり麻酔をかけたりすることで、術後さまざまな症状が現れることがあります。手術そのものに問題がなくても起きてしまうトラブルを**合併症**といいます。

消化器系の手術で起こりやすいのが、**縫合不全**（ほうごう）です。

また、胃を切除したことで起きる合併症の1つに、**膵液漏**（すいえきろう）（膵臓の周りのリンパ郭清を行った際に一時的に膵液が漏れ出す）があり、**腹腔内膿瘍**（ふくくうないのうよう）（膵液漏や縫合不全によって膿のかたまりができる）を引き起こすこともあります。

手術に伴う合併症のリスクを軽減するには、手術前からの取り組みが肝心です。心臓疾患や糖尿病の持病がある人には内科的治療を優先したり、肺炎予防のための口腔ケアを行う医療機関も増えています。

しかし最も重要なのは、喫煙者が禁煙をすることです。そのうえで、日常生活の中で手術のための体力づくりと良好な栄養状態を確保しましょう。

●後遺症は胃の機能が低下することで起きる

合併症のほか、胃の機能低下によって起こる症状（**後遺症**）が現れます。**胃切除後症候群**（いせつじょごしょうこうぐん）とも呼ばれ、術後早期に現れる症状と数年経ってから現れる症状があります。

早期に現れる代表的な症状が、**ダンピング症候群**（126ページ参照）や**逆流性食道炎**（128ページ参照）です。

このほか、**骨障害**や**貧血**、**下痢**などの症状がありますが、予防の基本は日常の食生活や生活習慣の見直しにあります。それでも改善しない場合は、悪化する前に担当医に相談しましょう。

胃がんの手術による主な合併症

縫合不全
消化管を縫い合わせたところ（吻合部）がうまく繋がらなかった場合に、つなぎめから食物や消化液が漏れ出す状態。炎症により熱や痛みが出る。腹膜炎を併発して再手術になることもある

膵液漏
膵臓の周りのリンパ郭清を行った際に、一時的に膵液が漏れ出すことがある。膵液にはタンパク質や脂肪を分解する酵素が含まれているため、膵液漏によって周囲の臓器や血管が溶かされ、膿瘍ができることがある

腹腔内膿瘍
縫合不全や膵液漏によって膿が溜まる状態。軽い場合は抗菌薬で治療するが、場合によっては、おなかの中に細い管（ドレーン）を挿入して膿を体外に排出する

胃がんの手術による主な後遺症

腸閉塞
手術で腸が剥き出しになったり、動いているうちに腸どうしがくっついたりして癒着することで、狭くなった腸管に食物が詰まったり、流れが悪くなったりする。たいていは絶食することで自然に治るが、場合によっては手術が必要になる

胃切除後貧血
胃の切除によって栄養素を充分に取り込めなくなり、鉄分やビタミンB12の不足で貧血を起こす。食事や鉄剤・ビタミン剤で意識的に補う

げっぷ・おなら
手術で胃が小さくなることでげっぷが出やすくなる。また、食事やおしゃべりのときに飲み込んだ空気が、おならとして頻繁に出るようになると考えられる

ダンピング症候群 → 126ページ参照
消化機能が低下し食物が未消化なまま小腸に流れるために起こるさまざまな症状

骨障害
胃の切除により血中のカルシウムが不足し、不足分を補うために骨からカルシウムが溶け出す。手足や腰の痛み、こむら返りなどの症状が現れたら要注意。骨粗鬆症になる前に、食事やミネラル剤で補充する

胃切除後胆石症
胃の周囲のリンパ郭清により胆のうの神経を切った場合、胆のうの働きが悪くなって胆石ができやすくなる。数年後に現れる症状

逆流性食道炎 → 128ページ参照
逆流を防止する機能を失ったために起こるさまざまな症状

胃がん・食道がんの後遺症
食道がんの合併症と後遺症

食道がんの手術は体にメスを入れる部分が多く、体の負担が大きいため、合併症が起こる頻度もほかの消化器がんに比べて高くなります。

●食道がんは合併症が起こりやすい

食道がんの手術では、頸部、胸部、腹部を切開し、切除する部分も広範囲になりがちで、そのうえ食道を他の臓器で再建するのが一般的です。また、手術によっては呼吸状態が安定するまで人工呼吸器を装着して数日を過ごすことになります。

手術が大がかりになる分、体への影響も大きく、合併症が発生しやすくなり、わずかではありますが重篤な状態になることもあります。合併症が起きたときは、その処置のために入院期間が長くなり、状態が改善しない場合は再手術が必要になることもあります。

食道がんの合併症として代表的なものが、**縫合不全、呼吸器合併症、嗄声（声がれ）** です。

これらは、気管や声帯の運動をつかさどる反回神経の周りのリンパ節を切除することで起こったり、食道のすぐ横にあるリンパ管（胸管）が傷つくことで引き起こされます。

●医療機関での処置が必要な後遺症もある

食道がんの後遺症として特徴的な症状が、誤嚥性肺炎や吻合部狭窄です。反回神経の一時的な麻痺や、食物や消化液が気管に入り込む誤嚥がきっかけで、肺で細菌が繁殖することで肺炎（**誤嚥性肺炎**）になります。

吻合部狭窄は、食道と胃管などを繋いだ場所が徐々に狭くなって、飲食物が飲み込みにくくなる状態です。

このほか、**ダンピング症候群、逆流性食道炎**なども手術後に起こりやすい症状です。これらはおおむね日常生活での予防が基本ですが、気になる症状が現れたら、まず担当医に相談することが大切です。

食道がんの主な合併症

縫合不全
消化管を縫い合わせたところ（吻合部）がうまく繋がらなかった場合に、つなぎめから食物などが漏れ出す状態。絶飲食して自然に治るのを待つため、入院期間が長くなる。治らない場合は、再手術を行うこともある

嗄声（声がれ）
声帯の運動神経をつかさどる反回神経の周りのリンパ節郭清を行うことで、神経が麻痺して現れる症状。たいていは数カ月で治る

呼吸器合併症
気管の血流が悪くなったり、声帯の動きが低下することで、うまく痰が出せなくなり、肺炎や無気肺（肺に空気が入らない）、低酸素血症（血液中の酸素が減少する）などの症状が起きる。リハビリなどをしても痰が出ない場合は、吸引や気管支鏡で痰を取り除く

食道がんの主な後遺症

誤嚥性肺炎
反回神経の一時的な麻痺や、代用として再建された胃からの逆流で、気管に食物や消化液が入り込む（誤嚥）ことで、肺が感染して炎症を起こす。大きな声で発声して声帯運動のトレーニングをしたり、逆流を予防する食事のとりかたをすることで、誤嚥を予防する

体重減少
消化吸収能力の低下や食生活の変化により、術後1年くらいは体重が減少する。無理に栄養をつけようとすると、ダンピング症候群や逆流性胃炎などの原因となるので、あまり気にしないほうがよい

吻合部狭窄
食道と胃管などを吻合した場所が徐々に狭くなって、飲食物を飲み込みにくくなる。狭くなった部分に内視鏡でバルーン（特殊な風船）を入れて広げるなどの処置が行われる。退院後に起こることが多いが、治療のために入院する必要はない

ダンピング症候群　→ 126ページ参照
胃管の作成などにより食物が胃にとどまる時間が短くなり、急に腸に流れ込むことで、さまざまな症状が現れる

逆流性食道炎　→ 128ページ参照
噴門を一緒に切除した場合に逆流を防止する機能が失われて、食物や消化液が逆流する

胃がん・食道がんの後遺症
ダンピング症候群の予防と対策

胃を切除したことで起きやすいのがダンピング症候群です。食道がんでも、胃管を作成する手術などによって起きやすくなります。

●ダンピング症候群が起きる理由

ダンピング症候群とは、胃の機能が損なわれたり著しく低下することで、食物が未消化のまま小腸に流れ込んで起こるさまざまな症状のことをいいます。ダンピングとは、もともとダンプカーが土砂などを一気に投げ下ろすことを表した言葉で、口に入れた食物が胃の消化機能を経ずに腸へと流れ込むのをイメージしたものです。胃がんの場合、手術によって胃体部や幽門（胃の出口）を切除したあとに起こりやすいといわれています。また、食道がんの手術で胃管を作成した場合、胃の機能が十分に働かず、ダンピング症候群を引き起こすことがあります。

●ダンピング症候群の2つタイプ

ダンピング症候群には、食後20〜30分して現れる早期ダンピング症候群と、食後2〜3時間して現れる晩期ダンピング症候群があります。

早期ダンピング症候群の主な症状は、血圧低下、めまい、動悸、冷や汗、腹痛、下痢などです。食後の血糖値の上昇や、未消化の食物による腸液の大量分泌、消化管ホルモンの過剰な分泌によって血液が腸に集まることで起こる一時的な全身の血液不足が原因です。食事のときに、よく噛んでゆっくり食べ、水で流し込まないようにすることなどで緩和できます。

晩期ダンピング症候群は、食後、インスリンが大量に分泌されることによる低血糖によって引き起こされる症状で、頭痛、眠気、倦怠感などがあり、場合によっては意識を喪失して突然倒れることもあります。

対策としては、ブドウ糖や果糖などを短時間で大量に摂取しないように留意し、食後はすぐに運動しないこと。また、食後2時間をめどに飴などの糖質や炭水化物を摂取するなどして予防します。

胃を切除した人と切除していない人の血糖値の動き（イメージ）

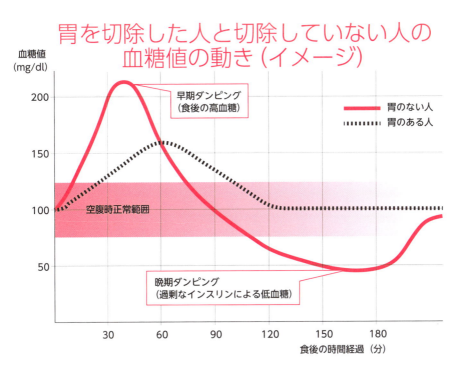

早期ダンピング症候群と晩期ダンピング症候群の特徴

	早期ダンピング症状	晩期ダンピング症状
症状が現れるタイミング	食後20〜30分後	食後2〜3時間後
症状	血圧低下、めまい、動悸、脱力感、冷や汗、腹部膨満感、腹痛、下痢など	脱力感、倦怠感、頭痛、眠気など意識喪失発作により突然倒れることもある
原因	・全身を巡回する血液の不足 ・腸液の大量分泌 ・血糖値の上昇	・インスリンの大量分泌による低血糖
対策	・よく噛んでゆっくり食べる 　よく噛むことで唾液が混ざり、胃の代わりに食物をこなすことができ、一度に大量の食物を腸に送らずにすむ ・食事中の水分摂取を控える 　食物が水と一緒に流れ込むのを防ぐ	・単純炭水化物（ブドウ糖、果糖、ショ糖、麦芽糖、オリゴ糖など）を短時間で大量に摂取しない ・食後2時間をめどに、炭水化物や糖質を摂取する ・食後すぐに運動をしない

胃がん・食道がんの後遺症
逆流性食道炎の予防と対策

逆流性食道炎も、胃や食道の切除によって起こりやすい後遺症の1つです。食物などが逆流すると誤嚥性肺炎の原因にもなるため注意が必要です。

●逆流性食道炎を起こしやすい手術

逆流性食道炎(ぎゃくりゅうせいしょくどうえん)は、手術で噴門（胃の入口）や幽門（胃の出口）を切除したことで、逆流を防止する機能を失ったために起こる症状です。

噴門は胃に流れ込んだ食物や、その消化液である胃酸の逆流を防ぐ役割を果たしていますが、その機能が失われたことで、酸っぱい液体（**胃酸**）が口のほうまで上がってきます。

また、食物が胃から十二指腸に達すると胆汁や膵液などの十二指腸液を分泌しますが、幽門が失われたことで、十二指腸に入った食物や苦い液体（**十二指腸液**）が逆流してきます。

食道の粘膜は胃液や腸液から守られる構造になっていないため、酸性の胃液やアルカリ性の腸液で炎症を起こし、胸焼けや、喉や胸の痛みとなって現れます。さらに、逆流した食物などで**誤嚥性肺炎**(ごえんせいはいえん)を引き起こすこともあります。胃の全摘術や噴門側胃切除術、幽門側胃切除術などを行った場合は、特に注意が必要です。

●食事と寝るときの体勢で予防する

こうした逆流を防ぐには、まず、胃酸の分泌を増やすような食物を避け、食後すぐに横にならないようにすることです。夕食は就寝の3時間前までには終わらせ、寝るときは上体を少し高めにします。

消化液が逆流してきたら、水を飲んだりりんごを食べたりすると治ることがありますが、症状がひどいときは、担当医に相談して薬を処方してもらいましょう。

それでも強い症状が続く場合は、消化管の再建法を変更するための再手術を行うこともあります。

逆流性食道炎を起こしやすい手術

噴門側胃切除術をした場合

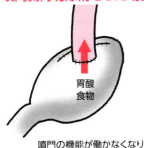

噴門の機能が働かなくなり胃酸や食物が逆流する

幽門側胃切除術をした場合

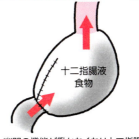

幽門の機能が働かなくなり十二指腸液（胆汁、膵液）や食物が逆流する

逆流性食道炎の予防と対策

胃酸の分泌量を増やす食物を避ける
脂肪の多い食物、甘いお菓子、酸味の強い果物、刺激物、コーヒー、紅茶、アルコールなどは、胃酸の分泌を促し、胃の中で長く停滞するため逆流しやすい

食後すぐに横にならない
胃酸が逆流して食道に溜まりやすくなるので、食後1～2時間は横にならないようにし、夕食は就寝の3時間前までに終わらせる

上体を高くして寝る
枕を少し高くしたり、薄い布団を上半身の下に引くなどして、上半身に20度くらいの傾斜をつけて寝る。胃を圧迫しないよう、うつ伏せ寝は避ける

水を常備しておく
枕元に水を置いておき、消化液が上がってきたら水を飲んでみる。りんごに含まれるペクチンの粘膜保護作用で、胸焼けが治ることもある

おなかを圧迫しない
腹部を圧迫すると逆流しやすくなるので、重い物を持っておなかに力を入れたり、きつい服でお腹を締め付けない

薬を服用する
粘膜保護薬や胃酸を中和する薬、酵素阻害薬（有害な酵素の作用を止める）などを処方してもらう

化学療法の副作用への対応
抗がん剤で心配される副作用のいろいろ

正常な細胞まで攻撃する抗がん剤はさまざまな副作用をもたらしますが、副作用の種類や程度は抗がん剤の種類によって異なります。

●抗がん剤投与で現れるさまざまな副作用

　抗がん剤は、活発な分裂や増殖を行う細胞に対して攻撃する特性（細胞毒性）があります。そのため、がん細胞と正常な細胞の区別なく攻撃してしまい、結果として細胞の働きが活発な胃や腸の粘膜、髪の毛、血液をつくりだす骨髄細胞などが強い影響を受けます。

　副作用の主な症状は、吐き気や嘔吐、食欲不振、下痢、発熱、口内炎、脱毛、皮膚トラブル、骨髄抑制（白血球・赤血球・血小板の減少）などで、このほか、薬剤によっては浮腫やアレルギー症状などの特徴的な副作用が現れることもあります。

　これらは、従来の抗がん剤（細胞障害性抗がん剤）に起こる副作用ですが、がん細胞だけを攻撃する分子標的治療薬にも副作用はあります。

　例えば、トラスツズマブには心機能の低下やインフュージョンリアクション（急性輸注反応）などの副作用があります。インフュージョンリアクションは、投与から24時間以内に起こる過敏症で、発熱、悪寒、吐き気、頭痛、発疹などを発症します。また、気管支の痙攣やアナフィラキシー反応に似た症状、重度の血圧低下など重篤化することもあります。

●副作用の現れかたの特徴

　同じ薬剤を同じ分量投与しても、抗がん剤の効きかたや副作用の現れかたには個人差があります。そのため、患者さんによっては薬を変えながら治療をすることもあります。

　また、副作用は、抗がん剤投与から数日で現れるものもあれば数週間後に現れる症状もあります。たいていの副作用は投与の時期が終われば治まるので、医師と相談しながら上手につき合いましょう。

胃がんと食道がんに用いられる主な抗がん剤の主な副作用

一般名	商品名	主な副作用
フルオロウラシル	5-FU	吐き気・嘔吐、食欲不振、下痢・倦怠感、骨髄抑制
カペシタビン	ゼローダ	手足の赤み・腫れ、骨髄抑制、腸炎、肝障害、心障害
テガフール・ギメラシル・オテラシルカリウム	ティーエスワン (TS-1)	骨髄抑制、食欲不振、下痢、色素沈着、吐き気・嘔吐、口内炎、発疹
パクリタキセル	タキソール、パクリタキセル	発熱、骨髄抑制、関節・筋肉痛、アレルギー症状
ドセタキセル	タキソテール	浮腫、下痢、吐き気・嘔吐、脱毛、発疹、ショック症状
シスプラチン	ランダ	吐き気・嘔吐、骨髄抑制、脱毛、腎障害、貧血、口内炎
オキサリプラチン	エルプラット	下痢、吐き気・嘔吐、手足のしびれ、咽頭・喉頭のしめつけ感
イリノテカン	トポテシン、カンプト	吐き気・嘔吐、腹痛、脱毛、骨髄抑制、下痢

副作用が現れる時期のめやす

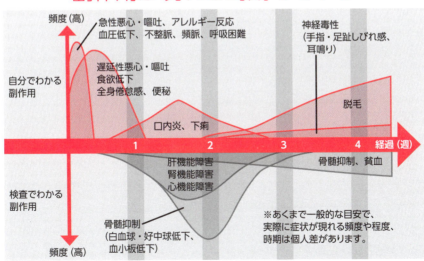

※国立がん研究センター　がん情報サービスHPより作成

化学療法の副作用への対応
主な副作用のセルフケアのしかた

抗がん剤の副作用には、いくつかの対処法があります。あまり悲観的にならず、自分に合った方法を見つけて治療をのりきりましょう。

●自覚症状として現れる副作用への対応

　抗がん剤の副作用は、自覚症状として現れるものと、自覚症状がなく検査などでわかるものがあります。

　自覚症状として現れるのは、吐き気や嘔吐、食欲不振、口内炎、味覚障害、下痢や腹痛、貧血や倦怠感、めまい、手足のしびれ、脱毛、色素沈着などです。

　これらの副作用が現れたときや、現れることが予想されるときに、どのようにしてのりきればよいか、あらかじめ対策を立てておくことが大切です。副作用の現れかたには個人差があるため、投与の前に**どのような副作用がいつごろ起きそうか**を医師に確認し、いくつかある対策のなかから**自分に合った方法**を試してみましょう。

　また、高熱、激しい痛み、下痢、嘔吐が続く場合や、食事や水分の摂取量が極端に減少したときなどは、我慢せずに医療機関を受診しましょう。

●自覚しにくい副作用への対応

　いっぽう、**自覚症状のない副作用**には、骨髄抑制（赤血球・白血球・血小板の減少）や腎機能障害、肝機能障害などがあり、これらは検査でしかわかりません。

　白血球が減少すると、感染症にかかりやすくなります。また、血小板が減少すると、出血しやすくなったり、出血した場合に血が止まりにくくなります。気がつかないうちに機能障害が進んでいることもあります。

　抗がん剤治療中は規則正しい生活を心がけ、毎日、体温と血圧を測定して、**体調の変化に留意**しましょう。いつもと違う兆候が現れたら遠慮せずに担当医に連絡し、早めに対応することが肝心です。

副作用が現れたときの主なセルフケアの方法

吐き気・嘔吐・食欲不振
- 横向きに寝て、体を丸め、安静にする
- 冷たい水でうがいをしたり、氷を口に含む
- 臭いの強い花や香水などを避ける
- 精神的な影響もあるので、腹式呼吸をしてリラックスする
- 食べられるものを少量ずつゆっくり食べる
- 消化の悪いものや刺激の強い食べ物は避ける

下痢
- 安静にして、腹部を温める
- 消化の良いものを少量ずつ食べ、刺激物や乳製品は避ける
- バナナなど、カリウムを多く含む食品を摂取すると良い
- スポーツドリンクなど、十分な水分補給をする
- 排泄のあとは、感染防止のために陰部を洗浄する

脱毛
- 刺激の少ないシャンプーで爪を立てずに洗髪する
- やわらかいヘアブラシを使用し、ドライヤーも低温にするなど頭皮への負担を少なくする
- パーマやカラーリングは避ける
- 直射日光や乾燥から頭皮を守る
- 医療用のかつら（ウィッグ）や、やわらかい素材の帽子、バンダナなどを用いる

口内炎・味覚障害
- うがいや歯磨きをきちんとして口腔内を清潔に保つ
- やわらかい歯ブラシを使い、歯茎を傷つけないようにする
- 刺激の強い食べ物や、かたいもの、アルコールなどを避ける
- くちあたりがよく消化によいものを少しずつ食べる
- うがいやリップクリームなどで、口腔内と唇の乾きを防ぐ

貧血・めまい・倦怠感
赤血球の数が減少すると、疲労、倦怠感、めまい、動悸・息切れなどの貧血症状を起こすことがある
- ゆっくりとした動作で動き始める
- ゆっくりと歩き、疲れたら休憩する
- お風呂は、熱くないお湯に短時間つかるようにする
- めまいがするときは安静にする

手足症候群
- 保湿クリームを塗って乾燥を防ぐ
- 手足の先や爪などが赤くなったりヒリヒリし始めたら、処方されたステロイド外用薬を塗り、医療機関に連絡して症状を確認する

色素沈着
皮膚や爪の色が黒味を帯びたり、黒い斑点が現れたりする
- 帽子や手袋を着用し、直射日光を避ける
- 日焼け止めクリームを塗る

※国立がん研究センター　がん情報サービスHPなどを参考に作成

放射線治療の副作用への対応
放射線治療で現れる副作用への対応

放射線治療の副作用は、一般的に照射している部分に起こりますが、照射した部位の働きによって全身的な症状として現れるものもあります。

●急性期に現れる副作用

放射線治療の副作用には、治療中や治療直後に起きるもの（急性期の副作用）と、治療を終了してから起きるもの（晩期の副作用）があります。**急性期の主な副作用**のうち、**全身的な症状**として現れるのが、疲労感やだるさ、倦怠感、食欲不振、骨髄抑制（赤血球・白血球・血小板の減少）などです。

いっぽう、**局所的なもの**としては、放射線を照射した部位の皮膚の変化のほか、照射した部位によって異なる副作用が現れます。

放射線治療が有効とされる食道がんの場合、食道炎や肺炎、また、頸部や胸部に照射すれば咽頭炎や嚥下時の違和感などを引き起こす可能性も考えられます。

副作用の現れかたや程度には個人差がありますが、通常、治療後2～4週間程度で改善します。

●晩期に現れる副作用

晩期の副作用は、治療期間が終了して数カ月～数年経って現れることがあります。

この場合も、放射線を照射する範囲によって現れる副作用が異なり、照射範囲に肺や心臓、甲状腺が含まれている場合、放射線性肺炎、心外膜炎（しんがいまくえん）、心のう水貯留（しんのうすいちょりゅう）、胸水貯留（きょうすいちょりゅう）、甲状腺の機能低下などが起きることがあります。

放射線治療を行う際は、放射線量や照射する部位の範囲など細かな治療計画を立てるため、晩期の副作用の発生頻度もある程度推定できますが、副作用を確実に避けることはできず、がんの治療後も継続的な診察が必要となります。

急性期の主な副作用

疲労感、だるさ、倦怠感
放射線による影響だけでなく、精神的な疲れや通院の疲れなどが加わって起こるため、感じ方の個人差が大きい。
治療中に感じた疲れは、治療終了後数週間で感じなくなる。
- 疲れを感じたら、無理せずに休む
- 体調のよいときに、軽い運動で気分転換する
- 十分な睡眠をとる(眠れない日が続くときは、睡眠薬を処方してもらう)

食欲不振
胃や腸に放射線があたることによる影響のほか、がんになったストレスなどによっても起こる。
- 少量ずつ数回に分けて食事をしたり、高カロリーの食事をとるなど、普段以上にカロリーや栄養を摂取する
- 食事がとれないときは、無理せず担当医に相談する

皮膚の変化
照射された部分の皮膚が炎症を起こし、乾燥やかゆみ、熱をもった感じ、ヒリヒリ感、赤みや色素沈着、むくみ、表皮剥離(わずかな力で皮膚が剥ける)などの皮膚トラブルが起きる。
通常、照射終了後2週間から1カ月程度でもとに戻るが、乾燥肌や汗をかきにくいなどの症状が残ることもある。
- 皮膚を刺激しない衣類を着用する
- 入浴やシャワーはぬるめのお湯で、短時間ですます
- 刺激の少ない石けんでやさしく洗う

骨髄抑制
骨髄で血液細胞を作る能力が低下して、白血球、赤血球、血小板が減少することで、感染しやすくなったり、貧血を起こしやすくなったり、出血しやすくなる。
- 定期的に血液検査をして血球の数の変化を調べる

晩期の副作用の例(食道がんの場合)

照射する部位によってさまざまな副作用が現れる

心のう水貯留
心臓と心臓を取り囲む袋の間にある液体が大量に溜まる

心外膜炎
心臓が炎症を起こす

穿孔(せんこう)
照射を受けた部位に穴が開く

食道潰瘍
食道に照射を受けて潰瘍ができる

甲状腺機能低下
甲状腺が照射を受けてホルモンの分泌が悪くなる

放射線性肺炎
胸部への照射による肺炎

胸水貯留
胸に水が溜まる

COLUMN

治療効果の高い化学放射線療法では どのような副作用が現れるのか

両方の副作用によって 症状が強く現れるものも

　食道がんの治療において、放射線療法単独で行うよりも効果が高いといわれる化学放射線療法ですが、その副作用にはどのようなものがあるのでしょうか。

　化学放射線療法の場合、化学療法による副作用と放射線療法による副作用の両方が現れます。

　どんな副作用がどちらの治療法によって起きるかを厳密に区別することは難しいのですが、副作用が現れる時期は、化学療法と放射線療法のそれぞれの副作用が現れる時期と同じと考えられます。

　早期に現れるのが、吐き気・嘔吐、骨髄抑制、口内炎、下痢、便秘、食道炎、放射線性肺炎などです。

　いっぽう、晩期に現れるのが、心外膜炎、胸水貯留、心のう水貯留、甲状腺機能の低下などです。

　化学放射線療法は効果が高いものの、副作用によっては強く現れる場合もあります。特に、白血球や血小板の減少など骨髄抑制が著しく、状態によっては途中で治療を中止することもあります。

体調の変化を見逃さず 診察を受けることも大事

　これらの副作用にも、対処方法はあります。

　これも、化学療法や放射線療法を単独で行うときと同様で、規則正しい生活のなかでの食事や睡眠、入浴、軽い運動など、日常生活における工夫が主となります。

　また、吐き気や嘔吐、倦怠感などは、医師から処方された薬で副作用が軽減されることもあります。

　いずれにしても、治療の前にさまざまな対処法をチェックしておき、試してみるとよいでしょう。

　ただし、まれにではありますが化学放射線療法の副作用のなかには重篤になるものがあるので、体調がいつもと違うと感じたら、すべて副作用のせいだと我慢せず、医師の診察を受けましょう。

　加えて、食道がんは頭頸部（とうけいぶ）、胃、大腸など他臓器のがんを併発しやすい（多重がん）ため、自覚症状のない副作用への対策も含めて、定期的な診察を必ず受けましょう。

第 5 章

再発を防ぎ体調を整える生活のしかた

再発を防ぎ体調を整える生活のしかた
退院後の生活の注意

退院後しばらくは、胃などの機能が低下した状態に慣れるための期間です。「食べる機能」のリハビリをするつもりで、あせらずに過ごしましょう。

●入院中の生活から、徐々に通常の生活サイクルへ

がんの進行の度合いや手術法によっても異なりますが、手術後は2～3週間で退院することができます。術後は食べものを胃へ送ったり、消化・吸収したりする機能が低下するため、食事のとり方を変えていく必要があります。退院直後は食事のタイミングや内容を入院中の生活に合わせ、その後少しずつ、復帰後の生活に合わせていくとよいでしょう。

●時間をかけて自分に合った食べ方を見つける

食欲や食べられる量、食べたことによって起こる体調不良の種類などは、人によって異なります。以前と同じように食べられないことにストレスを感じることも多いでしょうが、数カ月～1年ほどたつと食べられる量が増え、不快な症状に悩まされることも減っていきます。これは時間とともに体の機能が回復し、自分に合った食べ方もわかってくるためです。まずはあせらず、体調の回復を第一に考えた生活を心がけましょう。

●無理をせず、規則正しい生活を

心身をよい状態に保つ基本は、規則正しい生活を送ることです。十分な睡眠と体調に合わせた食事に加え、無理のない範囲で体を動かすこと、ストレスを発散すること、疲れたら無理をせずに休むことなども大切です。

また、胃を切除した後は排便が不安定になりがちで、多くの人が下痢や便秘に悩まされます。下痢の場合、排便が1日に2～3回ぐらいまでならそれほど心配する必要はありません。それ以上の下痢が続いたり、3日以上便通がなかったりするような場合は、医師に相談しましょう。

術後に見られる体調の変化

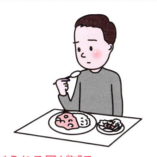

食べられる量が減る
治療によって胃の容積が小さくなったり、食べものを飲み込みにくくなったりするため、一度に食べられる量が少なくなる。

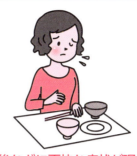

食後などに不快な症状が現れる
手術の影響で、ダンピング症候群（126ページ参照）や逆流性食道炎（128ページ参照）が起こることもある。

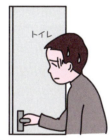

排便のトラブル
手術後には下痢や便秘に悩まされる人が多い。症状が激しかったり、長く続いたりする場合は医師に相談を。

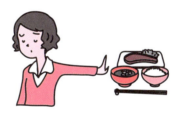

食欲不振
食べにくさや、ダンピング症候群などによる食べることへの不安などから、食欲そのものが低下してしまうことがある。

入院前の生活に近づけるために……

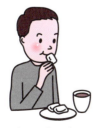

自分に合った食べ方を見つける。

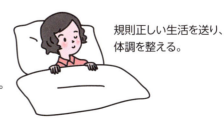

規則正しい生活を送り、体調を整える。

再発を防ぎ体調を整える生活のしかた
質のよい睡眠をとるために

体力と気力を維持するためには、心身を十分に休ませることも大切です。ぐっすり眠れないときは原因を考え、対処法を工夫してみましょう。

●睡眠時間の長さより、ぐっすり眠ることが大切

体の回復を促し、精神的な疲れをとるためには、何よりもぐっすり眠ることが重要です。必要な睡眠時間や、就寝・起床時刻などの睡眠パターンは、人によって異なります。心身をよい状態に保つために大切なのは、睡眠時間の長さより「睡眠の質」だと言われています。

人の体には、約24時間を「1日」として働くリズムが組み込まれています。そのため、しっかり眠りたいなら、朝、起きて日中は活動することが必要です。朝日を浴びることで「体内時計」がリセットされ、その時点から一定の時間が過ぎると自然に眠気が起こるからです。

●夕食は就寝の3〜4時間前までに

胃を切除した場合、食後すぐに横になると逆流性食道炎(128ページ参照)などを起こすことがあります。ぐっすり眠るためにも、夕食は就寝の3〜4時間前までにすませるようにします。心配な場合は、枕などを使って、上半身を20度ほどの角度に起こした姿勢で寝てみてもよいでしょう。

●質のよい睡眠のために心がけたいこと

不眠の原因は、寝室の状況などの「生活環境」、痛みなどの「身体的なこと」、不安などの「精神的なこと」に大きく分けられます。まずは明るさや室温など、寝室の環境を整えましょう。また、就寝の少し前からいったん上がった体温が下がるときに眠気が起こりやすいため、テレビやパソコン、スマートフォンの明るいモニターなどを見るのも避けます。入浴は、寝る前のタイミングがおすすめです。

不眠の原因として考えられることと対処法

身体的なこと
痛み、だるさ、冷え、下痢、せきや痰　など

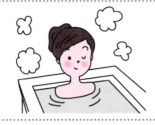

原因に応じて対処する。冷えが気になる場合は、寝る前に入浴したり、足湯などで体を温めてみても。

精神的なこと
不安、いらだち、不満　など

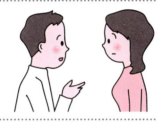

信頼できる家族や友人に話を聞いてもらう。不安感などが強い場合は、専門家のカウンセリングを受ける。

生活環境
明るさ、室温、湿度、音、寝具や衣類　など

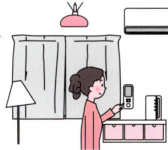

室内の明るさや温度、湿度を好みに合わせて調節する。衣類は体をしめつけないものを選ぶ。

どうしても眠れないときは……

医師に相談し、精神安定剤や睡眠導入剤を利用する。

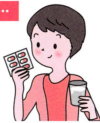

処方薬は、医師の指示に従って正しく使えば、体に悪影響を及ぼす心配はない。

再発を防ぎ体調を整える生活のしかた
適度な運動で体力を回復する

退院後は動くのを億劫に感じることもあるかもしれませんが、できる範囲で体を動かしましょう。運動は体力・気力のアップに役立ちます。

●適度な運動には回復を促す効果も

退院後は、食事に気を配ることに加え、体調に応じて適度な運動も心がけましょう。体を動かすことは体力の回復に役立つだけでなく、ストレスの発散や食欲増進にも役立ち、ほどよい疲労感で夜もぐっすり眠れるようになります。また、血行をよくして胃腸の働きを改善し、消化・吸収機能を高める効果も期待することができます。

●軽く汗ばむ程度の軽い運動が最適

手術後は体力が低下しているので、あせりや頑張りすぎは禁物です。まずは家の中で、家事などをしながらこまめに動くことから始めましょう。慣れてきたら家の近くの散歩へ。体調に応じて少しずつ距離を伸ばし、体力が回復してきたらややペースを上げてウォーキングをしてみましょう。生活の中で階段を使うことを意識したり、軽いストレッチや体操などを日課にしたりするのもおすすめです。

この時期の運動は体力の回復や体調の改善が目的なので、きついものである必要はありません。軽く汗ばむ程度の軽い運動を、少しずつでもよいので毎日続けることが大切です。

●脱水や感染症予防対策も大切

脱水予防のため、汗をかいた自覚がなくても運動の前後には水分補給をしましょう。術後は抵抗力も落ちているので、かぜなどの感染症対策も大切です。屋外から戻ったときは、手洗いとうがいを忘れずに。暑さ・寒さが厳しいときや体調が悪いときは、無理をせずに休みましょう。

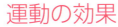

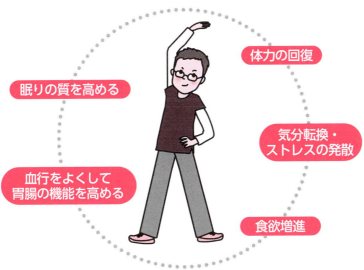

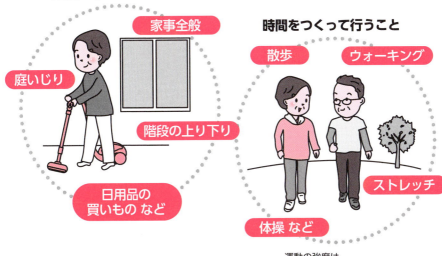

運動の強度は、軽く汗ばむ程度を目安にする。

再発を防ぎ体調を整える生活のしかた
定期検査の受け方

手術を終えても、がんは再発や転移の可能性がある病気です。主治医の指示に従って、一定の期間は定期検査を受け続けることが大切です。

●退院後は定期検査を欠かさない

　退院後、化学療法などを行う必要がなくても、しばらくは医師の指示に従って通院し、経過を観察します。その後、体調が安定してきたら、6カ月〜1年ごとに定期検査を受けます。定期検査の間隔は、術後3年目までは3〜6カ月に1回、それ以降は1年に1回程度が一般的。ただし、手術時の病期や治療法などによって異なります。

●再発・転移や新しく発生したがんの早期発見に役立つ

　定期検査では術後の全身状態や後遺症を確認し、がんの再発・転移の有無などを調べます。おもな内容は、血液や尿の検査（腫瘍マーカー）、内視鏡やＣＴによる画像検査、腹部超音波検査など。ＣＴや超音波で気になることがあった場合は、組織を採取する生検を同時に行うこともあります。

　胃がんで胃の一部を切除した場合、残った胃に新しいがんが発生したり、食道や大腸などに別のがんができたりすることがあります。また食道がんは、食道に複数発生したり、頭頸部（首から上の脳を除いた部分）のがんと同時に起こったりすることも珍しくありません。こうした異常を早期発見するためにも、定期検査は重要です。

●6年め以降は一般のがん検診を

　胃がんや食道がんの場合、治療後5年以上たつと再発のリスクが低下するため、完治したとみなされます。そのため、最低でも5年間は定期検査を続けましょう。その後も、一般のがん検診や人間ドックをきちんと受けることが大切です。

退院後の診察・検査の受け方の例

退院		
1年め	10日～2週間後	1回めの診察・検査
	1カ月後	2回めの診察・検査
	3カ月後	3回めの診察・検査
		3～6カ月ごとの定期検査
2年め		3～6カ月ごとの定期検査
3年め		3～6カ月ごとの定期検査
4年め		1年ごとの定期検査
5年め		1年ごとの定期検査
6年め以降		1年ごとに一般のがん検診や人間ドック

おもな検査内容

血液や尿の検査	「腫瘍マーカー」の値から再発の可能性を調べる
胃の内視鏡検査	食道や残った胃の状態を調べる
大腸の内視鏡検査	大腸の状態を調べる
CT検査	肺などの状態を調べる
超音波検査	肝臓などの状態を調べる

COLUMN

職場復帰へ向けて

　職場復帰のタイミングは、体力が回復し、ある程度まとまった量の食事をとれるようになることが目安。内視鏡手術の場合は退院後 2〜3 週間で復帰できる人もいますが、開腹手術の場合は、退院後 1〜2 カ月はかかることが多いようです。

復帰の時期を決める

主治医に意見を求め、上司や産業医にも相談を。

復帰のための準備

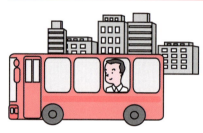

・適度な運動で体力をつける
・一定の時間、机に向かってみる
・仕事内容に合わせた作業をしてみる
・電車やバスに乗ってみる
・車を運転してみる　　など

復帰したら

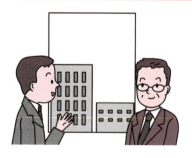

・できれば時短勤務から始める
・つらいときは無理をしない
・上司には体調や治療の経過を具体的に報告する
・必要に応じて同僚や部下にも理解を求める　　など

第6章

経済的な
支援を受ける
手続きのすべて

公的支援

がんになると経済的な負担が大きくなる

がんの治療費は入院費や手術代のほか、通院による抗がん剤や放射線治療が続くことがあるので、経済的な負担が大きくなりがちです。

●がんの治療費は、がんの種類や治療法、入院期間によって違う

　胃がん・食道がんの治療にかかる費用は、がんの種類、治療法、入院期間・治療期間、薬や抗がん剤の種類によって大きく違ってきます。入院時に支払う手術代・薬代などの医療費は100〜200万円ほどかかりますが、公的医療保険制度により、年齢によって1〜3割の自己負担で済みます。さらに、公的な医療保険には「高額療養費制度」(152ページ参照)という制度があり、70歳未満で年収が約370万〜770万円の人の場合、医療費総額がどれほど高額になっても、自己負担額は1カ月8〜10万円程度で済みます。ただし、差額ベッド代や文書料(診断書)、先進医療にかかわる費用などは、保険適用外となり高額療養費の対象になりません。

●手術後、抗がん剤などの費用が負担になってくる

　ここまでの費用でいえば、先進医療を選ばない限り、手術をともなうほかの疾患と大きな差はありませんが、「がんは経済的負担が大きい」といわれるのは、手術後に高額な抗がん剤や放射線治療などが行われる場合です。高額療養費制度を使うことができても、この制度は1カ月単位ですので、長期間になると、大きな金額になります。また、治療費のほかに通院するための交通費や昼食代など、気がつくと家計を圧迫していることがあります。

●治療費が心配なら病院やがん相談センターに相談を

　治療費について心配なら、入院先の相談窓口や全国のがん診療連携拠点病院などに設置された「がん相談支援センター」に相談しましょう。公的な支援サービスなどを紹介し申請方法などを教えてくれます。

● 医療費の自己負担割合

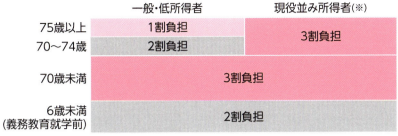

※住民税の課税標準額が 145 万円以上ある人のいる世帯の人

● 胃がん・食道がんの治療費の例（おおよその金額）

① 3割負担の人の医療費（200万円の場合）

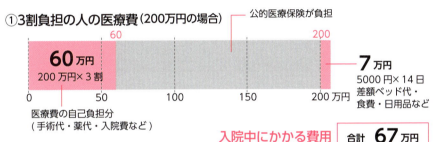

入院中にかかる費用　合計 67 万円

② 高額療養費制度を利用したら

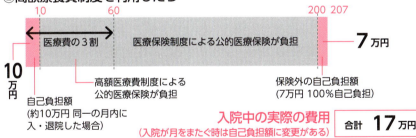

入院中の実際の費用（入院が月をまたぐ時は自己負担額に変更がある）　合計 17 万円

③ 抗がん剤治療の費用（1カ月約16万5千円の場合）

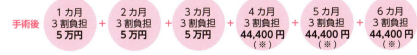

退院後の費用（6ヵ月間）　合計 28万3200円
※多数回該当による

公的支援

胃がん・食道がんで利用できる公的サービス

胃がん・食道がんによって社会生活に支障が出るようなことがあったら、申請によってさまざまな公的なサービスを利用することができます。

●公的な支援サービスを活用する

　前のページのように、がんの治療費は高額になります。さらに、長期の療養生活を余儀なくされる場合、収入が減って経済的な心配も出てきます。出費を抑え、自分に合った治療を受けるためには、公的な支援制度をフルに活用することが大切です。

　サラリーマンの人が休職や退職によって収入の道が閉ざされた場合、加入する医療保険の支援制度があるので会社や団体に相談しましょう。また、障害が残った場合、介護が必要になった場合など、それぞれの状況にあった支援制度が整備されています。

●制度の相談は医療機関や自治体の窓口へ

　公的な支援制度を十分に活用するには、会社・団体の担当課、各医療機関の相談窓口、各自治体の相談窓口に問い合わせて、自分の状況を説明し、どんな支援が受けられるか情報を得ることが大事です。体験者に聞くことも有効なので、患者の会などに参加すると役立つ情報が入手できます。

●病後の症状によって、さまざまな支援の制度が活用できる

　病状にかかわらず、医療費や療養生活の費用を支援してくれる制度はあります。このほか、長く続く療養のために失業したり、病状が改善されないために生活が困窮したり、介護が必要になったりといったケースでは、それぞれ支援制度があります。失業したら「雇用保険」の失業給付が受給できます。経済的な困窮の場合は「生活保護」、介護が必要であれば年齢と要介護度によって「介護保険」が利用できます。

●主な公的な支援制度

	公的支援制度	制度の内容	相談・申請先
医療費の負担が軽くなる	高額療養費	1カ月の医療費の自己負担分が一定額（一般の収入の世帯でおよそ8万円）を超えた場合、超えた分が支給される制度(152ページ参照)	加入する公的医療保険の窓口
	限度額適用認定申請	70歳未満の公的医療保険の加入者が、あらかじめ限度額適用認定申請(70歳以上の場合は不要)をしておけば、窓口負担が自己負担限度額だけで済む制度(156ページ参照)	加入する公的医療保険の窓口
生活を支える制度	傷病手当金	会社員や公務員などが病気などによって休職する間の給料を、最長で1年6カ月間、一定額を保障する制度(158ページ参照)	加入する公的医療保険の窓口
	医療費控除	1年間(1〜12月)に一定以上の医療費の自己負担があった場合、所得税が還付される制度(160ページ参照)	住所地の税務署
失業したら	雇用保険	療養によって離職せざるを得なくなった場合、雇用保険の被保険者で働く意思と能力があれば、一定期間、一定額の失業給付を受給できる	住所地を管轄するハローワーク
	就職支援	雇用保険とともに求職相談もハローワークの役割。就職先の紹介業務のほか、各種の手当・給付・貸付などの各種の支援も行っている	住所地を管轄するハローワーク
経済的に困った場合は	限度額適用・標準負担額減額認定	住民税非課税世帯に対し、申請により入院中の食事代や医療費の自己負担を軽くする制度	加入する公的医療保険の窓口
	生活保護	病気などで働けず生活が困窮する家庭に医療・生活扶助などを行う制度	市区町村担当窓口や福祉事務所
	生活福祉資金貸付制度	低所得者などに対し生活福祉資金を貸付ける制度で、療養費などは無利子	市区町村の社会福祉協議会
介護が必要なら	介護保険	65歳以上の高齢者と40歳以上で末期がんなどの特定疾病の被保険者が申請できる	市区町村担当窓口、地域包括支援センター
	高額介護合算療養費	同じ健康保険に加入している同一世帯であれば、医療費と介護費の合算額が決められた額を超えたとき、超えた分が払い戻される制度	市区町村担当窓口

医療費

高額の医療費負担を軽減する制度

1〜3割負担でも医療費が高額になってしまったら、決められた上限を超えた分は加入する医療保険から払い戻される制度があります。

●高額な医療費は加入する医療保険から一定額払い戻される

　がんの治療では、1〜3割の自己負担でも、医療費が高額になることがあります。そんな高額になる医療費について、一定の額を超える分は加入する医療保険が賄ってくれるのが「高額療養費制度」です。

　医療機関や薬局の窓口で支払った額が1カ月 (1日〜月末) で一定額を超えた場合、その超えた金額を加入する保険が支払ってくれます。対象となるのは、医療保険が適用される医療機関や薬局へ支払う1〜3割の自己負担額です。

　ひとりの人が複数の医療機関に支払った費用のほか、同じ世帯で同じ医療保険に加入している家族の医療費も合算することができます (世帯合算)。ただし70歳未満の場合は、医療機関ごとに入院と外来、医科と歯科に分けて金額を合計し、2万1000円以上の自己負担のみ合算されます。また、過去12カ月以内に3回以上、高額療養費制度を利用している場合、4回めからは上限の額が引き下げられます (多数回該当)。

●高額療養費の受給には2つの方法がある

　高額療養費の受給には、2つの方法があります。1つめが、自己負担分をいったん支払い、その後に申請するものです。2つめが、事前に手続きをしておく方法。70歳未満の場合、加入している医療保険の担当窓口に申請すると「限度額適用認定証」が交付されます (156ページ参照)。この認定証を医療機関などで提示すれば、窓口での支払いは自己負担の上限までになります。70歳以上の場合、「限度額適用認定証」のかわりに「高齢受給者証」を提示します。

●高額療養費の上限額

70歳未満の場合

適用区分	ひと月の上限額(世帯ごと)	多数回該当の場合
年収約1,160万円～	252,600円+(医療費-842,000)×1%	140,100円
年収約770万円～約1,160万円	167,400円+(医療費-558,000)×1%	93,000円
年収約370万円～約770万円	80,100円+(医療費-267,000)×1%	44,400円
年収～約370万円	57,600円	44,400円
住民税非課税者	35,400円	24,600円

70歳以上の場合

適用区分		ひと月の上限額(世帯ごと)		多数回該当の場合
現役並み	(Ⅲ)年収約1,160万円～	252,600円+(医療費-842,000)×1%		140,100円
	(Ⅱ)年収約770万円～約1,160万円	167,400円+(医療費-558,000)×1%		
	年収約370万円～約770万円	80,100円+(医療費-267,000)×1%		
一般	年収約156万円～約370万円	外来(個人ごと) 18,000円 年間上限144,000円	57,600円	93,000円
住民税非課税等	Ⅱ 住民税非課税世帯	外来(個人ごと) 8,000円	24,600円	44,400円
	Ⅰ 住民税非課税世帯(年金収入80万円以下など)		15,000円	44,400円

※「住民税非課税」の区分には多数回該当の適用はありません。

医療費

高額療養費の申請のしかた

高額療養費は、通常はいったん医療機関に自己負担額の全額を支払い、3〜4カ月後に保険者から届く申請書を受け取ってから申請します。

●高額療養費を事後に手続きする場合

　高額療養費の対象となる人には、高額になった診療月からおおむね3〜4カ月ほどたって、「高額療養費支給申請書」が届きます。その書類に必要事項を記入し、加入する医療保険に申請します。会社や団体であれば、人事課などに申請し代行してもらうことも多いでしょうが、国民健康保険の加入者は、住所地の市区町村の「国民健康保険課」に申請します。
　一般的には、「高額療養費申請書」「運転免許証やパスポート」「医療費などの領収書」「振込先の口座がわかるもの」「マイナンバーがわかるもの」などが必要ですが、郵送が可能な場合は本人確認書類の写しなどを添付します。
　申請に間違いがなければ、病院の窓口で支払った保険適用医療費から自己負担限度額を差し引いた金額が振り込まれます。

例 100万円の医療費で、窓口の負担（3割）が30万円かかる場合

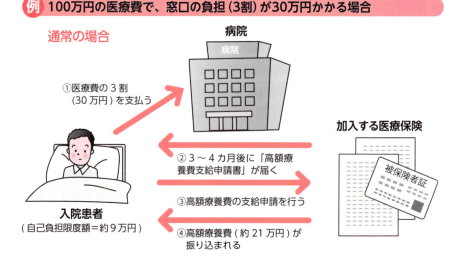

●高額療養費支給申請書（国民健康保険）の記入例

国民健康保険高額療養費支給申請書

●●市長　様

令和○○年 10 月 10 日

申請者（世帯主）
・住所　●●市 東町1-2-3
・氏名　山田一郎　㊞
　個人番号　123456789012
・電話　（○○○）○○○○－○○○○

令和○○年 7 月診療分を下記のとおり申請します。

(1)	被保険者の記号・番号			
(2)	療養を受けた被保険者の氏名			
(3)	個　人　番　号	123456789012		
(4)	療養を受けた被保険者の生年月日	昭和50年5月10日		
(5)	一般・退職の区分	一般		
(6)	世帯主（組合員）との続柄	本人		
(7)	傷病名	胃がん		
(8)	療養を受けた病院・診療所・薬局等の名称及び所在地	名称：東町病院 所在地：○○市東町		
(9)	診療科目、入院・外来の別	消化器外科・入院		
(10)	(8)の病院等で療養を受けた期間	令和○年 7月10日から 同月 23日まで 14 日間	令和　年　月　日から 同月　　日まで 　日間	令和　年　月　日から 同月　　日まで 　日間	平成　年　月　日から 同月　　日まで 　日間
(11)	(10)の期間に受けた療養に対し病院等で支払った額	300,000 円	円	円	円
(12)	今回申請の診療年月以前1年間に高額療養費の支給を3回以上受けたときはその直近の診療年月		(13)課税区分（世帯全体）	(14)課税区分（70歳以上）	

【70歳以上高額療養費】　　　　　　　　　　　　　　　　　　【国保世帯全体】

高齢者外来　　　　　　　高齢者世帯合算

外来自己負担限度額　　円　　自己負担限度額　　円　　世帯自己負担限度額　　円

高齢者外来支給額　　円　　高齢者世帯支給額　　円　　世帯支給額　　円

※限度額は制度上の限度額を表示しています。　　特例該当有無　有・無

既支給決定額	円	差引支給額	円	世帯最終支給額	円

右の預金口座へ振込んでください	振込先金融機関名	○○銀行	本店支店名	東町支店	委任状	受任者住所	
	口座種目	①普通 2.当座	口座番号	○○○○○		受任者氏名	
	フリガナ					委任者氏名（申請者）	支給金額の申請・受領を上記の者に委任します。 平成　年　月　日　㊞
	口座名義人	山田一郎					

155

医療費

「限度額適用認定証」制度と利用のしかた

手術代などの治療費を支払うとき、あらかじめ「限度額適用認定」を受けていれば、医療機関への支払いは自己負担限度額までになります。

● 「限度額適用認定証」を利用する

　高額療養費制度は、通常はいったん医療機関で自己負担額の全額を支払いますが、あらかじめ加入する医療保険窓口に申請し、「限度額適用認定」を受けていれば、認定証を医療機関に提示すると保険診療分は高額療養費の自己負担限度額までの支払いで済み、一度に用意する費用を抑えることができます。限度額適用認定証の交付申請をする場合は、「限度額適用認定申請書」（上位所得者・一般）または「限度額適用・標準負担額減額認定申請書」（低所得者）に必要事項を記入し、加入する医療保険に申請します。一般的には「限度額適用認定申請書（一般）」「保険証」「印鑑」「申請者の本人確認書類」などが必要です。なお、70歳以上の人については、現役並み所得者（一部）及び一般の区分にあたる人は、医療機関へ高齢受給者証を提示することで、負担割合に応じた自己負担限度額までの窓口負担となるので、限度額適用認定証は不要です。

例　100万円の医療費で、窓口の負担(3割)が30万円かかる場合

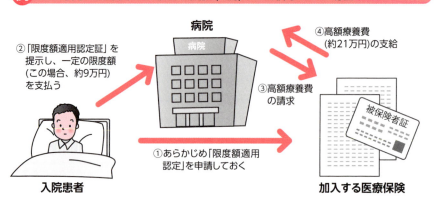

●限度額適用認定申請書の記入例

国民健康保険限度額適用等認定申請書

○○市長 あて　　　　　　　　　　　申請日　2019 年 9 月 10 日
下記のとおり、申請します。

申請区分	☑ 限度額適用　□ 標準負担額減額　□ 限度額適用・標準負担額減額
被保険者証記号番号	記号　10 － ○○○○○　番号

世帯主
- 住所：○○市東町1-2-3
- 電話：○○○（○○○）○○○○
- 氏名：山田一郎　㊞
- 個人番号：1 2 3 4 5 6 7 8 9 0 1 2
- 生年月日：昭和 50年 5月10日

限度額適用減額対象者
- 氏名：山田一郎
- 個人番号：1 2 3 4 5 6 7 8 9 0 1 2
- 生年月日：　年　月　日
- 世帯主との続柄：本人

長期入院	該当 ・ (非該当)　（申請日の前1年間の入院日数が91日以上は長期該当）

ここから下は長期入院該当者のみ記入してください　　入院日数合計（ 14 日間）

① 申請日の前1年間の入院期間（日数）：○○年7月10日から○○年7月23日まで（14日間）
　入院した保険医療機関等
　　名称：東町病院
　　所在地：○○市東町4-3-2

② 申請日の前1年間の入院期間（日数）：　年　月　日から　年　月　日まで（　日間）
　入院した保険医療機関等
　　名称：
　　所在地：

③ 申請日の前1年間の入院期間（日数）：　年　月　日から　年　月　日まで（　日間）
　入院した保険医療機関等
　　名称：
　　所在地：

※国民健康保険法施行規則により世帯に属する被保険者と申請者（世帯主）の個人番号の記載が必要です。
転送を希望される場合はご記入ください。

〒
住所
氏名
続柄　　電話番号

認定証の更新のご案内送付先
□今回の転送先のご住所　□ご本人様ご住所

※市処理欄

確認書類	□国民健康保険被保険者証　□運転免許証　□パスポート　□写真付き住民基本台帳カード □その他官公署の発行した免許証・許可証又は身分証明書（　　　　　） □マイナンバーカード　□通知カード □委任状

受付者　受付印

【HP02】

傷病手当金

長期間休んだら支給される傷病手当金

被用者保険(健康保険)に加入するサラリーマンなどが病気やけがによって休職したら、給料が支払われない期間中、一定額の手当金が支給されます。

●会社員や公務員は「傷病手当金」がもらえる

　がんの治療は長期にわたることが多く、体力が回復するまで、会社を休職せざるを得ないことになります。その間、医療費がかさむうえ給料も得られないとなると、経済的な不安は大きくなるばかりです。そんなときに支えになるのが、加入する公的な医療保険の「傷病手当金」の制度です。入院・通院を問わず治療中の生活費を補償します。利用できるのは会社員や公務員などで、国民健康保険の加入者は対象になりません。

●給料の3分の2を1年6カ月間支給される

　傷病手当金は、病気などで報酬が得られなくなったとき、会社に代わって加入する健康保険組合が給料の3分の2の金額を保障してくれる制度です。連続する3日間を含み4日以上休んだ場合に条件が成立し、最長で1年6カ月支給されます。社会復帰を急ぐストレスで、回復を遅らせてしまう患者さんも多いので、「傷病手当金」などの公的な制度を上手に活用し、経済的な負担を軽減させながら無理のない療養生活を送りましょう。

●申請は会社経由で行うのが一般的

　傷病手当金は、被用者保険(健康保険)にある制度なので、会社経由で請求するのが一般的です。受給条件に当てはまる場合は、まず会社の担当部署に相談しましょう。必要事項を記入した「傷病手当金支給申請書」を健康保険の担当窓口に提出します。申請書には療養担当者（主治医）が記入する欄があるので、主治医に依頼する必要があります。申請書を提出してから入金までは、2～3週間ほどかかります。

● 「待期3日間」が完成しないと支給されない

3日間連続して休んだあと、4日以降の仕事に就けなかった日に対して支給されます。その3日間には有給休暇を取得した日、土、日、祝日などの公休日も労務不可能であった場合は待期期間に含まれます。

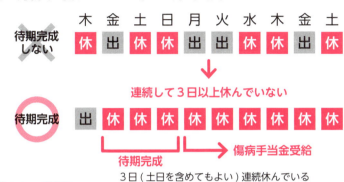

● 支給される期間

傷病手当金が支給されるのは支給開始日から1年6カ月で、その間に出勤して給与支払いがあったら、その期間も1年6カ月に含まれ、手当金の支給はありません。

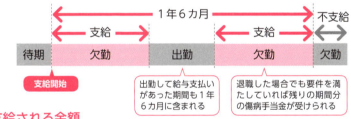

● 支給される金額

傷病手当金は、1日につき被保険者の標準報酬日額(給料、残業手当、家族手当、通勤手当など、労務の対償として支払われるものすべてが含まれる)の3分の2に相当する金額が支給されます。標準報酬日額とは、標準報酬月額の30分の1に相当する額(10円単位)です。

> **例** 月給(標準報酬月額)30万円の人の場合
>
> 10,000円(標準報酬日額)×3分の2＝6,667円(1円未満四捨五入)
> 1日につき　6,667円
> 1カ月につき　約20万円

税金
医療費控除で所得税の負担を軽くする

高額療養費制度を利用しても、医療費の自己負担額が高額になったとき、申請によって所得税の一部が還付されるしくみがあります。

●医療費控除

「医療費控除」とは1年間（1月1日～12月31日）に自己または生計を一にする世帯間の医療費が一定額を超えるときは所得控除を受けることができるしくみです。控除額を決める計算式は次の通りで、最高200万円までです。

①1年間に支払った医療費 － ②保険金などで補填される金額(※) － ③10万円(その年の総所得金額等が200万円未満の人は、総所得金額等の5％の金額) ＝ ④**医療費控除**

※生命保険で支給される入院費給付金や、健康保険で支給される高額療養費など

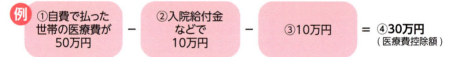

例：①自費で払った世帯の医療費が50万円 － ②入院給付金などで10万円 － ③10万円 ＝ ④**30万円**（医療費控除額）

※④はあくまで控除額なので30万円還付されるわけではありません。

実際に還付される金額
年間課税所得の税率が10％の人であったら、30万円×10％＝3万円所得税が還付されます。なお、年末調整では10％課税であったが、医療費控除（所得控除）を30万円受けたために税率が5％になるケースもありますので3万円はあくまでもめやすです。

●医療費控除の対象になる費用とならない費用

医療費控除の対象になる費用は細かい決まりがあり、治療費や入院費は対象になりますが差額ベッド代は対象外。バスや電車を使った交通費や、緊急で利用した場合、バスや電車が利用できない場合のタクシー代は対象ですが、マイカーのガソリン代や駐車場代は対象外です。1回・2回は対象とならなくても、化学療法などで通院が長引く場合、こまめに領収証を取っておいたり費用をメモしておくと確定申告の際に役立ちます。

●医療費控除の明細書の書き方例

令和　　年分　医療費控除の明細書

※この控除を受ける方は、セルフメディケーション税制は受けられません。

住所　東京都新宿区○-○-○　　　氏名　山田一郎

1 医療費通知に関する事項

医療費通知(※)を添付する場合、右記の(1)〜(3)を記入します。
※医療保険者が発行する医療費の額等を通知する書類で、次の6項目が記載されたものをいいます。
（例：健康保険組合等が発行する「医療費のお知らせ」）
①被保険者等の氏名、②療養を受けた年月、③療養を受けた者、④療養を受けた病院、診療所、薬局等の名称、⑤被保険者等が支払った医療費の額、⑥保険者等の名称

(1) 医療費通知に記載された医療費の額	(2) (1)のうちその年中に実際に支払った医療費の額	(3) (2)のうち生命保険や社会保険などで補てんされる金額
62,716 円	㋐ 57,500 円	㋑ 　　　円

→ 医療費通知（原本）を提出する場合に記入する

2 医療費（上記1以外）の明細

「医療を受けた方の氏名」、「病院・薬局などの支払先の名称」ごとにまとめて記入することができます。上記1に記入したものについては、記入しないでください。

(1) 医療を受けた方の氏名	(2) 病院・薬局などの支払先の名称	(3) 医療費の区分	(4) 支払った医療費の額	(5) (4)のうち生命保険や社会保険などで補てんされる金額
山田一郎	○○病院	☑診療・治療　□介護保険サービス　□医薬品購入　□その他の医療費	300,000円	120,000円
山田一郎	△△薬局	□診療・治療　□介護保険サービス　☑医薬品購入　□その他の医療費	58,000	
山田一郎	××交通	□診療・治療　□介護保険サービス　□医薬品購入　☑その他の医療費	4,500	
山田花子	◎◎医院	☑診療・治療　□介護保険サービス　□医薬品購入　□その他の医療費	24,000	
山田花子	◎◎薬局	□診療・治療　□介護保険サービス　☑医薬品購入　□その他の医療費	36,000	
山田雄太	※※病院	☑診療・治療　□介護保険サービス　□医薬品購入　□その他の医療費	20,000	
2の合計			㋒ 442,500	㋓ 120,000
医療費の合計			A (㋐+㋒) 500,000円	B (㋑+㋓) 120,000円

→ 医療費の領収書から必要事項を記載する

3 控除額の計算

支払った医療費	(合計) 500,000円	A
保険金などで補てんされる金額	120,000	B
差引金額 (A−B)	(赤字のときは0円) 380,000	C
所得金額の合計額	4,736,800	D
D × 0.05	(赤字のときは0円) 236,840	E
Eと10万円のいずれか少ない方の金額	100,000	F
医療費控除額 (C−F)	(最高200万円、赤字のときは0円) 280,000	G

→ 医療費控除額を計算し、確定申告に転記する

30.11

民間の医療保険
がんを保障する生命保険のいろいろ

医療費は公的医療保険の高額療養費制度が適用になりますが、ほかの費用も高額になるので、民間の保険でまかなう方法があります。

●生命保険で差額ベッド代などをまかなう

初・再診料や手術料、入院料などの治療にかかわる主な費用には公的医療保険が適用されますが、入院中の食事代の一部や差額ベッド代、交通費、保険の利かない検査・治療を受けた場合は全額自己負担になります。民間の生命保険は、こうした公的医療保険で保障されない費用や、医療費の自己負担分の軽減に役立てることができます。

●がんを保障する保険の契約は「主契約」か「特約」を選ぶ

生命保険には、死亡のときに備える保険のほか、病気やケガに備える保険もあります。がんに備えるには、このタイプの保険が有効ですが、契約のしかたは2つの方法があります。

1つは医療保障を目的にした保険を「主契約」する方法で、「がん保険」「特定疾病保障保険」などがあります。もう1つは死亡などに備える生命保険や医療保険に、がんに備える「特約」を付加する方法です。

がん特約というのは、がんの保障を主契約である生命保険や医療保険に付けるものです。現在入っている保険に付けることができます。ただし、特約として付けた場合、主契約の生命保険や医療保険を解約したときに、がんの保障がなくなってしまいます。主契約を解約して、がん特約のみを残すということはできません。

また、保険会社によっては特約保険料が、一般的ながん保険の保険料よりも割高になっていることがあります。がん保険は、商品やプランによって保障内容や保険料に開きがあるので、特約として付ける場合には、必ず特約保険料と、一般的ながん保険の保険料を比較するようにしましょう。

● がんに備える生命保険のいろいろ

①病気やケガに備える保険（主契約）

医療保険	病気やけがが幅広く保障されます。ただし、入院給付に支払い限度日数があります。	
がん保険	◆がん保険の主な給付金と保険金	
	がん診断(治療)給付金	・がんと診断されたときに受けとれます。 ・保険期間を通じて1回のみ受け取れる商品と複数回受け取れる商品があります。 ・給付金が受け取れる時期はいろいろありますが、がん診断確定時に受け取れるものがたすかります。
	がん入院給付金	・がんの治療のため入院したとき、入院日数に応じて受け取れます。 ・入院給付日数に制限がないので、何日間入院しても何回入院しても入院給付金が受け取れます。
	がん手術給付金	・がんで所定の手術を受けたとき、手術の種類に応じて受け取れます。 ・一般的に、受け取れる給付金額は手術の種類により異なり、入院給付金日額の10倍・20倍・40倍などがあります。
	がん死亡保険金	・死亡したときに受け取れます。 ・がんで死亡したときに受け取れる保険金額は入院給付金日額の100倍などです。
特定疾病保障保険	がん、急性心筋梗塞、脳卒中が対象。 がんと診断されると保険金が支払われ契約は終了します。	

②主契約に「特約」を付加する保険

女性疾病入院特約	乳がんなど女性特有の病気で入院したときに入院給付金が受け取れます。
成人病(生活習慣病)入院特約	がんなどの生活習慣病で入院したときに入院給付金が受け取れます。
がん入院特約	がんによる入院のとき給付金が受け取れます。 手術給付金や診断給付金、死亡保険金が受け取れる商品もあります。
特定疾病保障特約	三大疾病が原因による死亡・高度障害のときに保険金が受け取れます。
先進医療特約	先進医療の治療を受けたとき技術料相当額の給付金が受け取れます。 先進医療とは、「厚生労働大臣が定める高度の医療技術を用いた療養その他の療養」で、がん治療でよく知られる「重粒子線治療」や「陽子線治療」などです。

ケース1
Aさん
(男性・73歳)
胃がん

わたしが病後に気をつけていること
以前に大きな病気をしているので、「胃がん」と聞いても驚かなかった

若いころにくも膜下出血を経験し、生死をさまよった経験があるAさん。奥様ともども「なるようになる」という人生観をもった男性。ただし諦観というのではなく「気持ちは絶対病気にならない」という信念をもって、大きな2つの病気を克服しました。

患者さんのプロフィール

家　　族	妻・長男一家
病　　期	胃がん　ステージⅠ
手術の種類	腹腔鏡下幽門側胃切除術
術後の期間	約3年間経過
	1991年にくも膜下出血で生死をさまよう経験

区の健康診断で「がん」が見つかる

近所のかかりつけ医で行った区の健康診断で「がん」が見つかりました。ピロリ菌検査のための胃カメラ検査によって発見されました。普通は小さなクリニックで疑いをもたれ、総合病院、大学病院でがんが確定するといった流れかもしれませんが、わたしの場合はその場で「がんだと思われるので、専門病院を紹介します」と宣告されました。

よく、がんと宣告されて、頭の中が真っ白になると聞きますが、まったくそれはありませんでした。若いころに十二指腸潰瘍を患ったこともあり、「とうとう来たな」と思った程度です。

それにしばらく前から急にやせて、変だなとは思っていましたが、自宅を2世帯住宅にするために、近所のアパートに引っ越したりしていた時期なので、リフォームのストレスくらいに思っていました。

がんと知ったとき、妻もあまり驚いた様子はありませんでした。最近は、ご近所や友人にがんの方が多く、珍しい病気ではない、と思っていたようです。

それにわたしは30代のとき、くも膜下出血で生死をさまよい、その後も後遺症に苦しんだ経験があるので、わたしも妻も「なるようになる」という人生観をもっていて、仮に重篤ながんであっても、ジタバタはしなかったと思います。

術後のリハビリのハードさに驚き

幸い、がんの進行度はステージⅠからⅡと診断され、浸潤や遠隔転移の疑いはないと言われました。腹腔鏡の手術だったので体への負担も軽いものでした。

入院して3日後に手術しましたが、術後はすぐに歩くようにアドバイスされ廊下を行き来しました。リハビリ室で30分くらい体操をしたり、自転車のようなエルゴメーターで足の筋肉が落ちないように運動しました。

がんの術後ですから病床に臥せる、というイメージがあったのですが、まったく違いました。死に至る病気というがんのイメージがどんどん変わっているように、術後は休むということではなく、早く体を動かすのが現代の医学なのでしょう。

自宅でもウォーキングを続けられればいいのですが、病気のあと退職してからは近くのスーパーに自転車で買い物に行く程度では運動になりませんね。

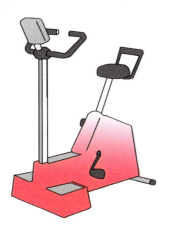

3年経過した現在は、食事でとくに気をつけていることはない

胃の病気なので術後しばらくは、食べたらすぐに便意をもよおしたり、少しずつしか食べられなかったりしましたが、現在は普通に食べています。最初は、食べられないようなら1日5〜6回に分けてでも食べるように医師から言われましたが、すぐに1日3食になりました。加えて果物や甘い物のおやつをいただきます。

術後に嗜好が変わったのは、うどんやそばなどの麺類が食べたくなくなったことです。自覚症状はないのですが、長い麺は消化しにくいのか、敬遠するようになりました。パンも好きでなくなりました。いまはご飯が多く、朝と昼はご飯。夜はビールを飲むので、ご飯は食べず、おかずを中心に食べます。

食事は楽しく、美味しく食べるのをモットーにしています。

夕飯は2世帯住宅に住む長男の家族とともにします。長男が海外に赴任しているときは、お嫁さんと小学生の2人の孫、妻とわたしの5人で食卓を囲みます。長男は国際結婚で、お嫁さん

Aさんの食事

朝
- ご飯一膳
- 納豆
- キムチ
- 味噌汁（野菜を多くした）

昼
- おにぎり
- ソーセージなどのおかず
- バナナ

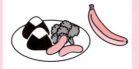

夜
- お刺身
- 煮物
- 生野菜
- カリブ海料理（お嫁さん手作り）
- ビール500㎖

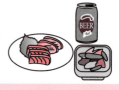

栄養面でのアドバイス

1日＝3食摂れているようで、よい方向かと思います。カリブ海料理など目先のかわったおかずも、食欲アップに役立ちそうですね。和食ではなかなかとり入れにくい素材など入っているようでしたら、よりうれしい1品かと思います。

はカリブ海のセントルシアの出身。夕飯は和食に加えてお嫁さんの手作りの料理も並びます。孫たちの学校での話などを聞き、わいわいやりながら食べるのが最高のごちそうです。

気持ちが病気になってはダメ!!

現在は退職し日中、家にいますが、わたしの住むあたりは昔からのつながりが強く、祭りなど町内会の活動も活発です。わたしの妻も何かと忙しい毎日です。病気のあと妻が何度も口にしたのは「体は弱ってきても、気持ちだけは病気になってはダメ!!」ということばでした。

妻からひとこと

病気に関してはとくに気にしている様子もなく、定期検診は欠かさず受けていますが、タバコだけはやめられません。お医者さんからも、知り合いみんなからも「タバコはやめろ」と言われているのに、まだ1日10本程度吸っているようです。ただ、夫は家で吸うことはなく、玄関の外で吸うので、ご近所から声をかけられたり、こちらからあいさつしたりします。タバコがコミュニケーションのきっかけになっているようです。立ち話でも、外とのつながりは大事ですから、それ以上は強制できないか、と思っています。

ケース2
Bさん
（女性・65歳）
胃がん

わたしが病後に気をつけていること
保育園の園児たちにパワーをもらって体力回復!!

仕事に復帰したい一念で、体力をつけることに努力したBさんは保育園勤務。園児たちの笑顔に支えられて仕事をつづけました。

患者さんのプロフィール
病　　期　胃がん　ステージⅡ
手術の種類　開腹による幽門側切除術
術後の期間　約4年経過

健康診断から手術まではあっという間でした

　毎年実施している健康診断でチェックが入ったのは、4年前の61歳の初夏だったと思います。何の自覚症状もなかったのですが、胃に影があり要再検査という結果が出ました。
　半信半疑でしたが、1日でも早く検査をして治療をしなければ仕事を続けられなくなると思い、すぐに行動に移しました。近くのクリニックから手術のできる病院への紹介、検査、手術とあっという間の時間でした。
　わたしの仕事は、保育園の管理責任者です。8月は夏休みをとる園児も多く、比較的暇な時期ですので、その時期に手術をすれば秋の運動会にも間に合うのではないかと考え、検査から手術の日程まで病院には配慮していただきました。
　ということで、2015年の8月12日に開腹手術をしたわたしは、月末には退院することができました。

早く仕事に復帰したい

　手術後、病院の中ではすぐに歩くことができましたし、病院の食事もほぼ食べることができたので、退院しても普通に生活ができると思っていたのですが、退院後の生活は想像とはちがい大変でした。
　体力は、ちょっと休んでいる間にすぐに落ちてしまい、回復するには休んでいた時間以上の日数と努力が必要なのだということを痛感しました。
　退院後2週間くらいは、家事をする

Bさんの食事

朝
* 食パン（トースト）
* 卵
* 生野菜
* コーヒー
* チーズ

昼
* パンorごはん

※保育園では園児の食事を検食。
（肉か魚、サラダ、フルーツなど）

夜
* ごはん
* みそ汁orお吸い物
* 煮物
* 肉or魚

※たまにお酒も少量。

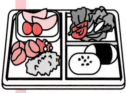

栄養面でのアドバイス
朝・夜はバランスのよい献立だと思います。ただ、保育園退職後の昼食がパンやごはんだけになってしまっているのは気になります。具を多めにしたみそ汁など、朝食や前日の夕食の残りでもよいので、おかずを加えてみてはいかがでしょうか。

どころか、寝室とトイレを行き来するだけの生活です。食事は、妹に買い物を頼み自分で作って食べようとしましたが、食べられるものはあまり多くなく、何が食べられるのかわからなかったので、「食べては吐く」をくり返しました。いちど吐いたものはしばらく避け、食べられるものはまた食べる、といったやり方で「食べられるもの」「食べやすいもの」「食べたいもの」を見つけていく毎日でした。

やはり自分の目で見て、「食べたい」と思ったものでなくては食欲もわきません。

自分でスーパーに買い物に行けるようになっても体力がないのでたくさんの品物を持って帰ることができません。1リットルの牛乳パックが重くて持てないのです。しかたがないので毎日のように買い物に行き、少しずつ買ってくるという生活です。

今日は食べられても、明日も同じものが食べられるとは限らず、また、同じものばかり食べていても飽きてしまいます。栄養補助食品にも頼りましたが、何とか少しずつでも食べようと必死になったのは、一日でも早く職場に復帰したいと思ったからです。

園児たちと同じ食事で

9月の下旬には職場に復帰しました。

しばらく見なかった園児たちは短い間に大人びて、輝いています。この笑顔にわたしは逢いたかったのです。元気な子どもたちの笑顔は活力の源になり、仕事ができる喜びを感じます。保育園の運動会では、ほとんど座ったままでしたが、参加することができました。

わたしは立場上、園児たちが食べる給食を試食します（「検食」といいます）。成長期の子どもが食べるものですから、栄養士さんが献立を作った栄養バランスのよい食事です。味も薄味ですが、子ども用に小さく刻んであったり量も少なめだったりで、胃を3分の2ほど切除したわたしには理想の食事でした。3時のおやつもありますし、職場復帰後の食事管理は、この検食によって助けられたといっても過言ではありません。

保育園を退職して

2019年3月、65歳で保育園を定年退職しました。これからの生き方を考え、転居もしました。

今後は、自宅の近くに障害者の自立支援施設があるので、少しずつ勉強してお手伝いができたらいいなと考えています。

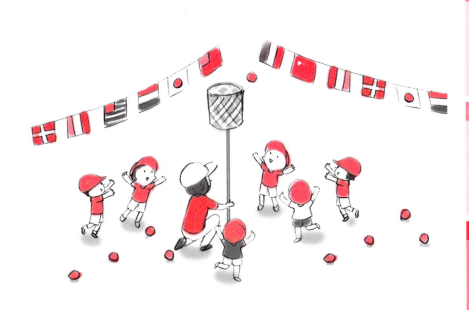

ケース3　Cさん（男性・56歳）食道がん

わたしが病後に気をつけていること

「がん」でもポジティブにとらえられれば、予後は大きく違ってくる

広告代理店の営業という職業上、酒席での接待が多く、そればかりか喫煙習慣もあったCさん。食道がんと診断されてからは、1滴の酒も1本の喫煙も禁じて、食事の管理とウォーキングなど生活の改善に成功しています。

患者さんのプロフィール

- 家族　妻
- 病期　胸部食道がんステージⅢa
- 手術の種類　開腹手術、胸部から腹部の食道を切除しリンパ節の一部を郭清
- 抗がん剤治療　手術前に抗がん剤を2クール投与
- 術後の期間　約7年間経過

広告代理店勤務で、お酒とタバコと仕事の日々

　もともとお酒に弱く、飲むとすぐ顔に出て寝てしまうほうでした。しかし、仕事がら酒席で「お酒が飲めない」では済まないことが多くなりました。いつしか、おつまみを食べないと酔わない体質であることに気づき、飲むときは食べないという習慣がついてしまいました。タバコも1日30本くらいは吸っていました。仕事も忙しく、日々ストレスに曝されていたのでしょう。

　ある日、胸につかえる感じがあり、2〜3週間後に受けた会社の人間ドックで腫瘍が見つかり、総合病院を受診すると食道がんと診断されました。1週間後には手術、と言われ仰天した自分に比べ、冷静だった妻にセカンドオピニオンを勧められました。結果的にこれがベストの選択だったようで、がんの専門病院で手術を受けることができました。

抗がん剤治療のあと開腹手術

　がんの治療は、入院による抗がん剤治療でがんを小さくし、開腹手術で食道を切除し、胃を使って再建する胃管再建という術式が行われました。幸い遠隔転移もなく、無事手術は終了。ただ、がんは食道の外膜まで浸潤していたが、ギリギリ突き破ってはいなかったと、後で医師に聞きました。

　入院中に驚いたのは、手術の翌日に

は立って歩くように指示されたことです。1歩でも2歩でも歩くことで内臓の癒着（ゆちゃく）を防ぎ、術後の経過も良好になるとのことでした。1〜2歩が1〜2メートル、10メートル、50メートルと歩く距離が伸びて、徐々に体が回復していく実感がありました。

歩くことが人間の力を回復させてくれる

病院で歩くリハビリを行ったことで、退院後も意識して歩くことを続けました。2本足で立ち、歩くのは人間が有するいちばん自然な力ではないか。とすると歩くことによって身体の機能は高まり、がんを撃退するキラー細胞を活性化することもできるのではないか、そんなふうに自分なりに解釈して、病後はリハビリを兼ねてウォーキングを積極的に取り入れました。1〜2キロから始めて、いっときは朝5時に起床して2時間10キロほど歩いていた時期もありました。いまは暑い日などは無理せず、3〜5キロほどのウォーキングを続けています。

食事は消化のよい食品を基本に、なるべく栄養のバランスを考えて

食事は、消化器系の病気だったので、術後7年経過したいまでも妻は気をつかってくれます。10キロ以上落ちた体重がこれ以上落ちないように、食べやすくて栄養のある食事を第一に考えてくれます。もちろん、がんの再発のリスクがあるような食品はNGです。

また栄養面以外でも、食道を切除しているので、消化しやすい食品を選んでいます。例えば、夕飯は、雑炊が基本です。消化の悪い食品だと、就寝までに逆流する恐れがあるので、そのとき食べたい明太子やきのこなどを入れた雑炊を食べています。雑炊は、糖質の多い白米は避け、五穀米にしています。

このほか、食品で特筆したいのは「しょうが」です。以前は暑がりだったのに、手術のあと夏でもジャケットを手放せないくらい寒がりになりました。そんなわたしに妻が、「体が温まるから」としょうがをすって調味料などに使ってくれるようになりました。いつのまにか、冷え性は改善されていましたが、いまでもすり下ろしたしょうがを小分けにして、冷凍して便利に使っています。

朝食は妻が、オーガニックの緑黄色野菜を中心にした「グリーンスムージー」を毎日出してくれ、それを欠かさず飲んでいます。昼は同僚と外食になりますが、ご飯の量は半分程度にしてもらいます。

Cさんの食事

朝

*グリーンスムージー（オーガニック野菜を使ったジュース）

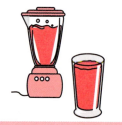

昼（外食）

術後1〜2年間
*ゼリー状食品ややわらかめの食材を使った自前の弁当

現在（7年後）
*とんかつなど各種定食
*カレー
*ラーメン

（ほかの人と同じような食品だが、ご飯の量は50％程度）

夜

*五穀米の雑炊（1人用鍋）
　消化のよい雑炊が夕飯の基本形。中に入れる食材（おかず）は、明太子・きのこ・ブロッコリー・鶏のささみ・ニンニクなど、その日によって違う。

※しょうがをすり下ろし、1回分ずつ小分けにして冷凍。

栄養面でのアドバイス　少量でも栄養がとれるスムージーなど、よい方法で野菜を摂取してますね。昼食のごはんを半量にする分、夕方にヨーグルトやフルーツなどでエネルギーを補うようにしてみては。

ポジティブに「がん」をとらえれば、予後はずっとよくなる

　病気が発覚した当初、食道がんの5年生存率は3割と聞いていましたので、毎日、ネットの情報で3割から数ポイントでも上がっていないか、調べたものです（全国がんセンター協議会の生存率共同調査＝2018年4月集計で、ステージⅢの5年生存率29.3％）。株価ではないので、そんな変動があるわけはないのですが。でも、それくらい生存率には神経質になっていました。

　治療を始めてしばらく、「3割しか生存できない」と考えていたのですが、ここは「3割も生存できる」と考えたほうが、ずっと精神的にラクなことに気づきました。それからでしょうか、「がん」とポジティブに向き合えるようになり、治療や病後の生活にも前向きになれたのは。「3割しか」と下を向いていたら、きっと予後の回復も遅れたと思います。たしかに、がんで生活は変わりました。180度変わったと言ってもいいかもしれません。食事や姿勢のとり方など、以前に比べ不便なこともありますが、その不便を受け入れて、生活の習慣にしてしまうことが大切だと思います。ここでも、ポジティブに生きることが病後の暮らし方のコツのような気がします。

ケース4 Dさん（女性・78歳）食道がん

わたしが病後に気をつけていること
もう77歳ではなく、まだ77歳。体力回復に向けてコツコツと

同居している娘さんと2人3脚で食道がんを乗り越えたDさん。頼りになる主治医の先生と娘さんとのやりとりに、安心して治療を受けることができました。

患者さんのプロフィール

家　　　族	娘
病　　　期	食道がん　ステージⅡb
手術の種類	胸腔鏡下食道切除術
抗がん剤治療	手術前に抗がん剤治療を2クール投与
術後の期間	約1年4カ月経過

はじめての病気に混乱

　わたしは77歳まで病気ひとつしない健康体でした。60歳からスポーツジムに通い、お酒も飲まないしタバコも吸いません。仕事をしている娘に代わって家事全般をこなし、いきいきとした老後を楽しんでいたのです。

　ところが……2017年の冬ごろに、食べ物がのどを通りにくくなり、近くの内科を受診しました。胃が悪いのかしら？　と漠然と思っていましたから、「胃カメラの検査をしましょう」と言われ、「やっぱり、胃なのね」と勝手に思い込んでいました。今までバリウムを飲んだこともないものですから、胃カメラときいて、「麻酔をかけて検査できる病院を紹介してください」と」とわがままを申しました。

　胃カメラの検査のあと、担当のお医者様はわたしと娘の前で「食道がんですね」とあっさりと告知をし「よい先生を知っているから紹介しましょう」とおっしゃったのです。

　実は、わたしの夫は30年以上前ですが直腸がんで亡くなったのです。そのときは本人には告知しなかったものですから、このあっさり感と対応の速さに、わたしは混乱して胃がんだと思い込み、娘は貧血を起こして倒れそうになりました。

信頼できる医師との出会い

　紹介していただいたのが国立国際医療研究センターの山田和彦先生（本書

173

Dさんの食事

朝
* おにぎり(雑穀米)
* みそ汁
* 煮物(昨夜の残り物など)

昼
* 食パン(トースト、バター)
* コーヒー
* ヨーグルト
* チーズ
* 果物(キウイなど)

※病後はマーガリンをやめてバターにする。

夜(和食が基本)
* ごはん(雑穀米)
* みそ汁
* 煮物
* 刺身
* 豆腐
* ひきわり納豆

※ごはんの量は多めでも食べられる。おかずはタンパク質をとるよう心がける。

*いちどに食べる量が少ないので、おやつ(おかし)も食べる。低血糖を防ぐためにチョコレートやキャンディーを常備しておく。

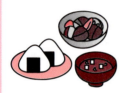

栄養面でのアドバイス
栄養バランスのとれた、健康的な献立ですね。一度に食べられる量が少ない場合、Dさんのようにおやつをとるのもよい方法です。チーズやおやつなど、好きなものを積極的に口にすることでエネルギー不足を補えていると思います。

の監修者)です。胃カメラの検査をしたその日のうちに紹介状を持って外来で受診し、あれよあれよという間にわたしの治療の計画は進んだのです。

娘は、受診のたびに、仕事をやりくりして病院に付き添ってくれました。

「77歳まで生きたのだから、もういいかな」と言う私に、「77歳まで生きたのだからもう少しがんばってよ」と、叱咤激励し、インターネットでいろいろ調べたり、先生に質問したりで頼もしいかぎりでした。娘は、どんな質問にも納得のいくまで答えてくれる山田先生に絶大なる信頼を寄せていましたので、わたしは安心して治療を受けることができたと思います。

「お酒もタバコも嗜まないわたしがなんで食道がんになったのでしょう」と、先生に伺ったら、「運が悪かったのでしょう」とひとこと。

病気になったことは運が悪かったかもしれませんが、見落とされなく見つかったことも、山田先生に出会えたことで運がよかったと思います。

術前からリハビリ

手術の前に、がんを小さくする抗がん剤治療をしました。24時間を5日間も点滴をつなぎっぱなしで投与するのですから、かなり苦しかったですね。

それだけではなく、手術の前からリハビリですって!?　筋力が弱い状態で手術に臨むと、術後に起き上がったり歩いたりすることが困難になるので、手術前に筋力を鍛えておく必要があるそうです。嚥下機能の低下を防ぐために舌の運動や開口運動も欠かせません。
　とくに、呼吸機能訓練は術後の肺の機能を高めるためにとても大切なのですが、わたしはちょっとサボり気味で先生にも娘にも叱られました。
　人間の体はちょっと怠けているだけで機能が落ち、回復するには時間と訓練が必要なのですね。

好きなものを好きなだけ食べる

　もともと偏食があったわたしですが、手術をしてから味覚が変わったように思います。好きだったバナナや牛乳はほとんど口に入れなくなりました。
　手術後3カ月くらいは栄養不足にならないようにと腸ろうを併用していました。腸ろうを外してからは経口だけではなかなか必要なカロリーがとれず、体重が少し落ちてしまいました。急いで食べると腹痛を起こすことがあるので、よく噛んでゆっくり食べるように心がけています。腹痛を起こしたときは、体の左側を下にして30分くらい横になると落ちつきます。食道を切除して胃を持ち上げてつないでいるので、食べ物の消化にも影響がでるのだと思います。
　健康なときは50kgくらいあった体重が今では40kgありません。10kg以上もやせてしまいました。娘も、わたしがもう少し太った方がいいと、食欲がわくような食べ物をいろいろと買ってきてくれますが、なかなか思うようにはいきません。太るのも大変です。
　先生は「何を食べてもいいよ」と言ってくださるので"好きなものを好きなだけ食べる"という気持ちで、あまり神経質にならないようにしています。

スポーツジムに通える日をめざして

　病気になる前はスポーツジムに通っていましたが、ここのところすっかりご無沙汰してしまいました。行ってみたい気持ちはあるのですが、やはり体力が落ちているのか疲れてしまいます。
　今の目標は体力をつけることなので、住んでいる3階の部屋から1階までの階段を1日に10往復くらい上り下りしています。あとは近所のスーパーに自転車で買い物に行ったり家事をやったりで、ゆったりとした時間を過ごしています。ジム友だちも待っていてくれるので、復帰をめざしてがんばります。

●**監修者**
山田 和彦（やまだ かずひこ）
国立国際医療研究センター　消化器外科部門長、診療科長
専門：消化器外科（特に食道外科領域）
1968年生まれ。1992年山形大学医学部卒業。山形大学医学部第一外科、三友堂病院、癌研究会付属病院、東京大学胃食道外科、がん研有明病院、2013年から国立国際医療研究センター病院。日本外科学会専門医・指導医、日本消化器外科学会専門医・指導医、日本食道学会評議員・認定医、食道外科専門医

栄養指導／江頭有一
国立研究開発法人国立国際医療研究センター病院　診療運営管理部　栄養管理室長
レシピ・料理作成・栄養計算／大越郷子（管理栄養士）
編集協力／株式会社耕事務所
執筆協力／野口久美子　稲川和了
カバーデザイン／上筋英彌（アップライン）
本文デザイン／納富恵子（スタジオトラミーケ）
イラスト／小林裕美子　山下幸子
撮影／松久幸太郎

◆再発・悪化を防ぐ　安心ガイドシリーズ

胃がん・食道がん 病後のケアと食事

令和元年12月20日　第1刷発行
令和6年10月1日　第3刷発行

監　修　者　山田 和彦
発　行　者　東島 俊一
発　行　所　株式会社 法 研
　　　　　　東京都中央区銀座1-10-1（〒104-8104）
　　　　　　電話 03（3562）3611（代表）
　　　　　　http://www.sociohealth.co.jp
印刷・製本　研友社印刷株式会社

0102

小社は㈱法研を核に「SOCIO HEALTH GROUP」を構成し、相互のネットワークにより、"社会保障及び健康に関する情報の社会的価値創造"を事業領域としています。その一環としての小社の出版事業にご注目ください。

©HOUKEN 2019 Printed in Japan
ISBN978-4-86513-616-6　定価はカバーに表示してあります。
乱丁本・落丁本は小社出版事業課あてにお送りください。
送料小社負担にてお取り替えいたします。

JCOPY〈出版者著作権管理機構 委託出版物〉
本書の無断複製は著作権法上での例外を除き禁じられています。複製される場合は、そのつど事前に、出版者著作権管理機構（電話 03-5244-5088、FAX 03-5244-5089、e-mail：info@jcopy.or.jp）の許諾を得てください。